汉竹编著·亲亲乐读系列

坐月子调体质

李红萍 谢英彪 / 主编

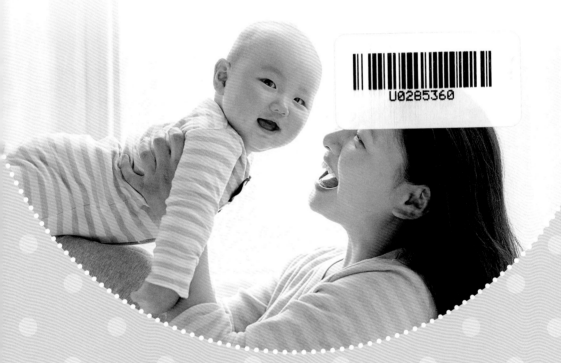

U0285360

短信发送 332678 至 15811008811，
获取网络下载视频"婴幼儿抚触+产后瘦身操"。

汉竹图书微博
http://weibo.com/hanzhutushu

读者热线
400-010-8811

江苏凤凰科学技术出版社 | 凤凰汉竹
全国百佳图书出版单位

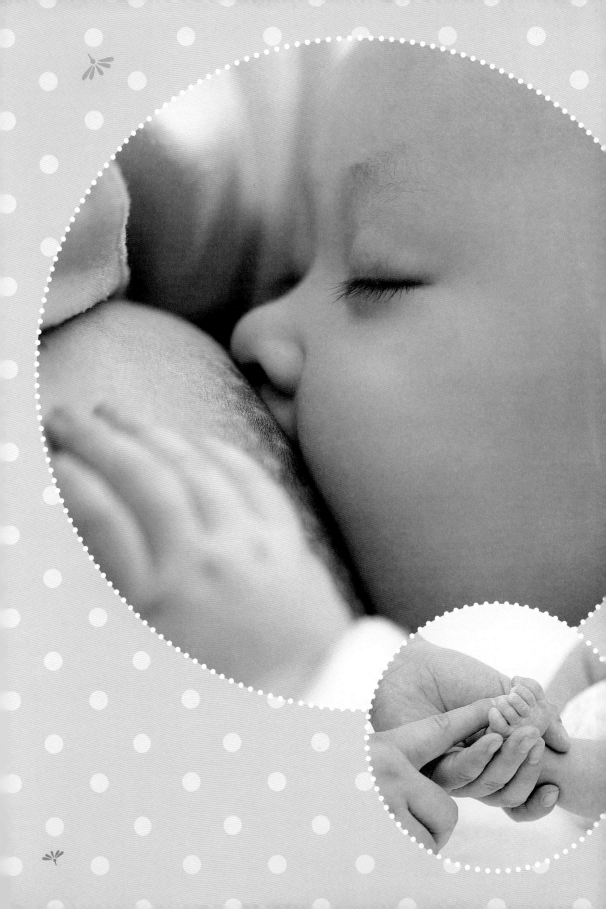

前言

　　从每天在肚子里挥手踢腿，到现在乖乖巧巧地躺在身边，宝宝终于在你和家人的期盼中，安然来到了这个世界。而你也成功升级，成为一个真正的妈妈。

　　新生命给你和家人带来喜悦与活力，但也增添了一份甜蜜的烦恼：尽管你知道自己需要多休息，可还要半夜起来喂奶；刚躺下又要起身为宝宝换尿不湿；你的身上老是出虚汗；带宝宝带得很疲惫；胃口不好也要拼命喝汤；可能你还会有便秘、痔疮等难以启齿的麻烦。

　　不要担心，打开这本书，在高级营养师和从业 50 余年的老中医的指导下，先测测自己产后的体质，再选择合适的月子方案。产后 6 周每周调理重点，42 天每天调理方案，一天一道推荐月子餐，让你轻松搞定月子，出月子后获得最佳体质。

　　两位专家细心地为高龄妈妈、二胎妈妈、小产女性等给出了调理方法。万一落下头痛、肩颈疼痛等病根，专家们还提供了补救措施，解决你的后顾之忧。

　　跟着本书学吧，趁着坐月子调养体质，你将获得期盼中的健康与美丽，给宝贝最美的妈妈，给爱人最美的伴侣，给自己最美的人生。

五行体质自测与调理

	木行体质	火行体质
体征	皮肤常略显青色,头较小,脸较长,肩宽背直,手足纤细美观,身体较瘦	皮肤常略发红色,头较小,而且往往呈上窄下宽形,肩背饱满,手脚较小
性格特征	比较聪明,也喜欢多操心,能够全身心地投入到工作中	性情较急,为人慷慨,但多疑,常不能守信
季节反应	容易在秋冬季患病,春夏时节则感觉很舒适	在春夏季比在秋冬季舒适
养生要点	保肝护胆,平心静气。要少生气,不熬夜	通脉养血,益气安神。要多运动,常欢笑
对应五音	角(条畅平和,助人入眠)	徵(抑扬咏,抖擞精神)
适听音乐	约翰·斯特劳斯《春之声》、贝多芬《英雄交响曲》、勃拉姆斯《第一交响曲》、柴可夫斯基《意大利随想曲》、拉赫玛尼诺夫《第二交响曲》等。中国曲目《姑苏行》《喜洋洋》《阿拉木汗》《二泉映月》《步步高》等	莫扎特《第四十交响曲》、苏佩《轻骑兵序曲》、勃拉姆斯《第一交响曲》、弗兰克《弗兰克交响曲》等。中国曲目《百鸟朝凤》《采茶舞曲》《花儿与少年》《送我一支玫瑰花》等

土行体质	金行体质	水行体质
皮肤常略发黄，圆脸、大头，肩背圆润，往往会有个将军肚，手足较小，体形虽胖，但身态匀称	肤色较白，头小、肩窄、背窄、小腹扁平，手脚也小，而且往往身体很瘦，体态轻盈	肤色较黑，大头、大下巴、高颧骨、深眼窝，肩不宽，肚子大，臀部微下垂
性情比较淡泊，克己奉人，不喜争权夺利	性子很急，但做人很有原则，比较适合做公职人员	常常比较强悍，无所畏惧
容易在春夏两季患病	容易在春夏两季患病，在秋冬时节则感觉很舒适	与金行之人相似，耐秋冬不耐春夏
健脾和胃，调畅气机。要注意饮食，保证睡眠	调理肺气，润肠排毒。要防感冒，通大便	养肾固元，通利小便。要护脊柱，不憋尿
宫（悠扬谐和，助脾健运）	商（铿锵劲，使人安宁）	羽（柔和透彻，启迪心灵）
德沃夏克《第九交响曲》、德彪西《大海》、鲍罗丁《在中亚西亚草原上》、斯美塔那《伏尔塔瓦河》等。中国曲目《紫竹调》《拔根芦柴花》《马兰花开》《金蛇狂舞》等	格罗非《大峡谷》、门德尔松《仲夏夜之梦》、约翰·斯特劳斯《蝙蝠序曲》、里姆斯基科萨科夫《天方夜谭》等。中国曲目《彩云追月》《江南好》《牧歌》等	海顿《时钟》、柴可夫斯基《第四交响曲》、罗西尼《威廉退尔序曲》、西贝柳斯《芬兰颂》、哈恰图良《小提琴协奏曲》等。中国曲目《茉莉花》《良宵》《瑶族舞曲》《光明行》等

目录

第 *1* 章 坐好月子，宛若新生

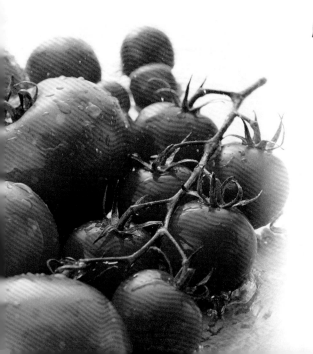

让产后抑郁离新妈妈远点

坐月子落下病根怎么办

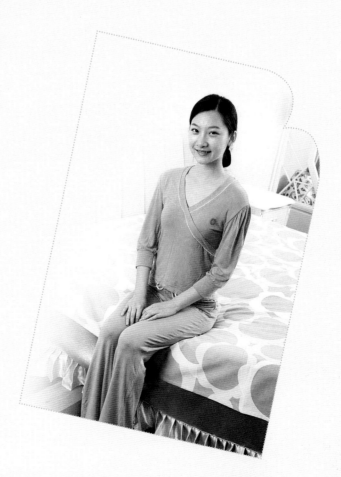

第2章 一天一道月子餐，一人吃两人补

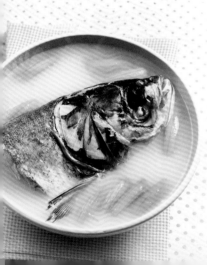

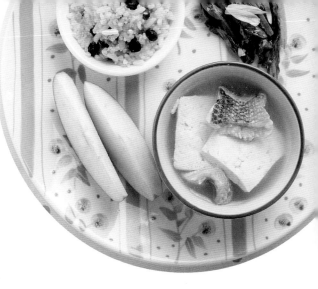

第3章 42天体质调理方案

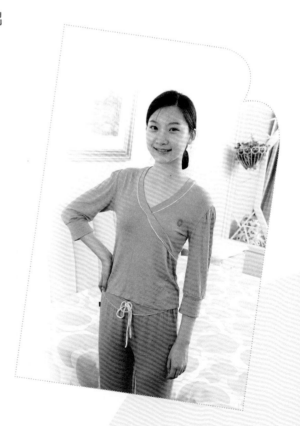

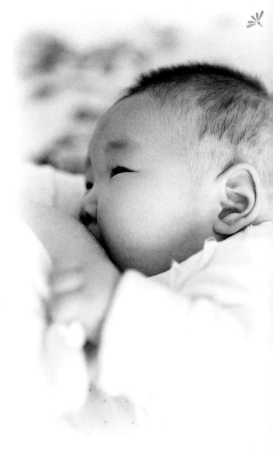

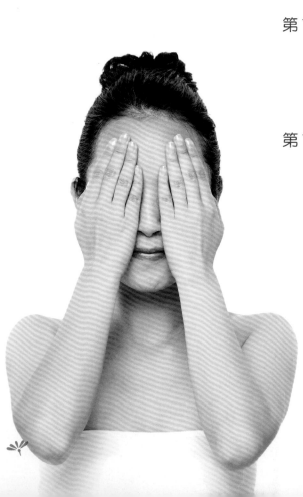

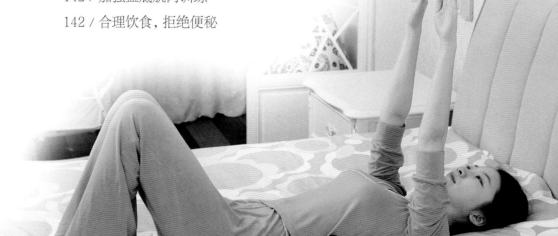

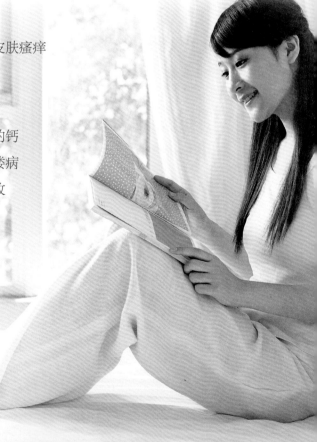

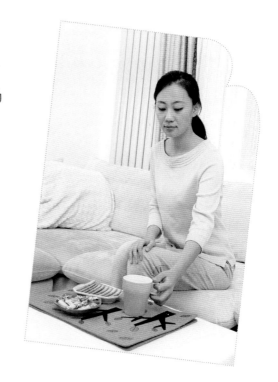

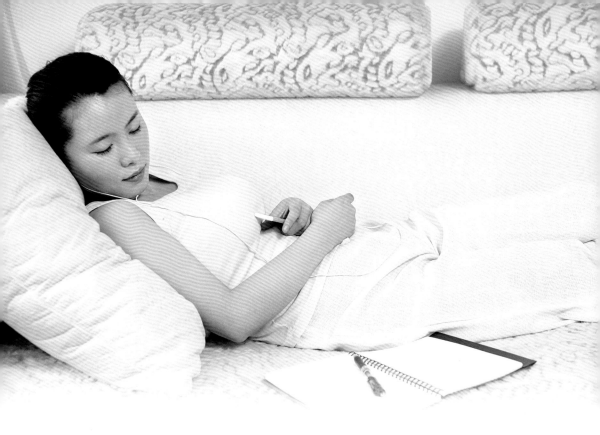

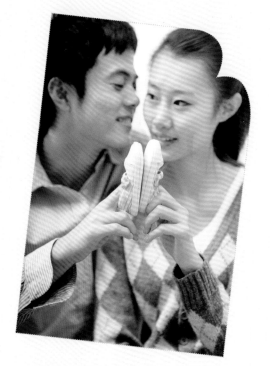

第4章 照顾新生儿

新生宝宝与生俱来的能力

母乳喂养

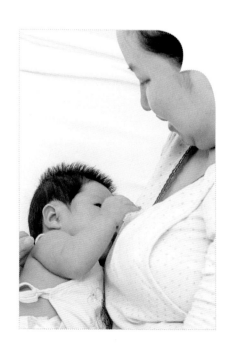

人工喂养

混合喂养

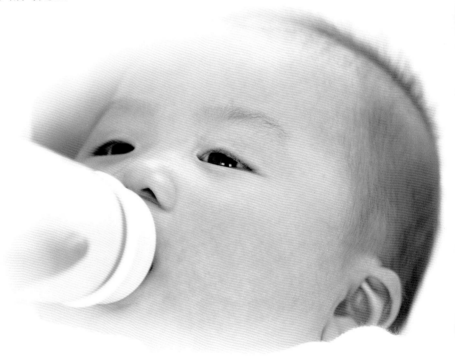

日常护理

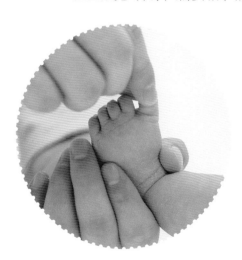

特殊宝宝的护理

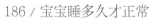

新生儿常见疾病

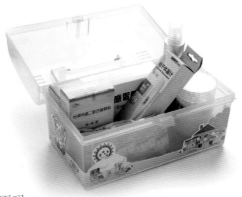

新生儿用药

新生儿的免疫接种

第5章 瘦身美容——女王驾到

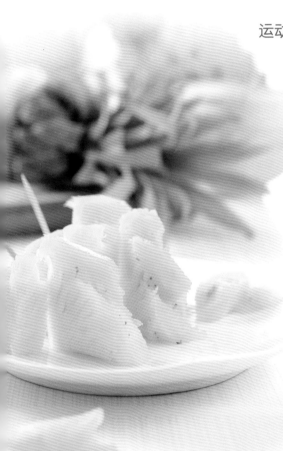

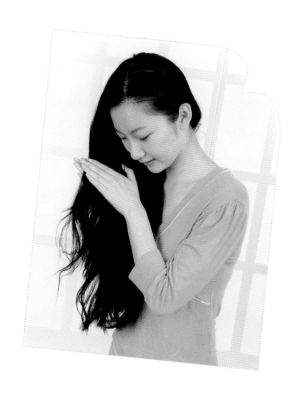

附录

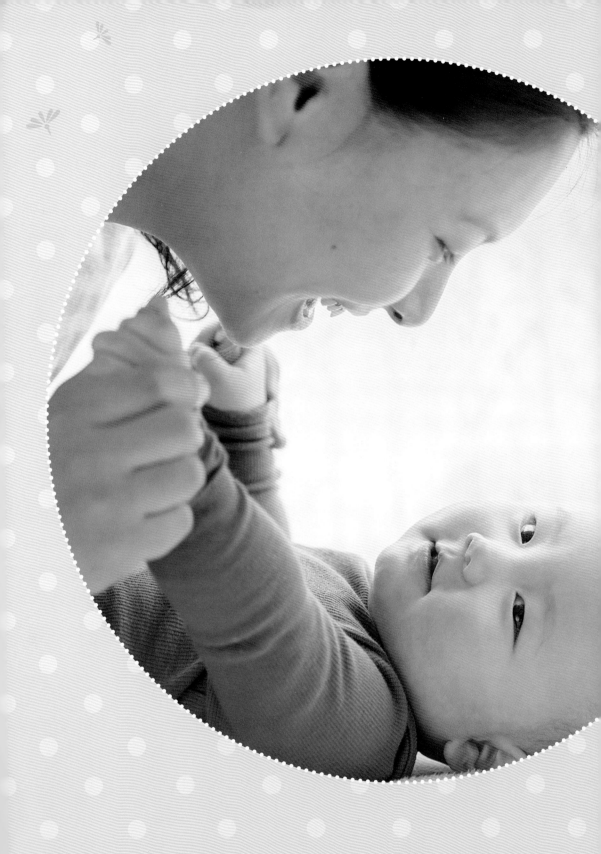

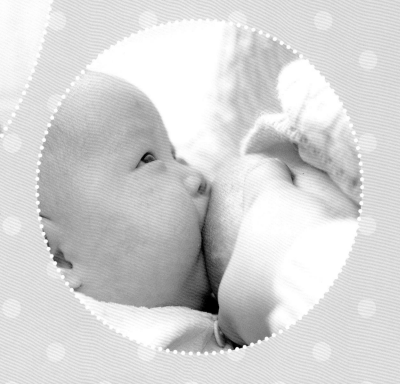

第1章

坐好月子，宛若新生

经过分娩，新妈妈的身体变得异常虚弱，需要通过坐月子将损耗的能量补充回来。坐月子是女人一生中改变体质、调理身体的最佳时机。所以怎么坐月子非常重要，通过体质自测、产后每周调养重点等，让新妈妈对自己怎么坐月子有个清楚的认识。

月子是女人改善体质的黄金期

在宝贝到来之前很多新妈妈就在担心：生完宝宝后，我会不会跟以前有很大的不同？身体变差了，饮食作息不规律了，也没有时间扮靓自己了……我以后会不会变成一个糟糕的黄脸婆？

其实新妈妈们完全不用着急，因为在宝宝降临后，你们只要经历一个短暂却十分宝贵的黄金时期——月子，就能改变虚弱的体质。只要在月子里合理调养，你们一样可以拥有健康的体魄和由内而发的女性魅力，一个好的月子能提升我们十年的免疫力。

女人产后为什么非得坐月子

许多新妈妈怀孕的时候就知道月子期间有很多的禁忌，所以非常羡慕外国产妇，特别是欧美产妇。听说她们产后就能喝冰水、吃冰激凌、吹冷风，甚至有的美国产科医生还建议新妈妈坐在冰袋上，帮助阴道消肿，根本就没有"坐月子"这一说。

其实这只是生活习惯与饮食习惯的延续，在日常生活中，欧美地区的人常食用高蛋白、高脂肪的肉类，平时饮水以冰饮为主，运动也多，所以分娩对新妈妈造成的伤害相对较小，生产完后就能喝冰水、吃冰激凌。但我们的传统习惯不一样，生完宝宝后就需要用适合我们的方式来调养。

我们经常会听到这样的话："她生完孩子怎么就变成那样子了？"皮肤松弛、体态臃肿，各种病症层出不穷，这都是月子没有坐好的原因，一胎老了10岁！

国外也开始重视"产后照顾"

近年来国外医学界经过调查后发现：如果新妈妈在产后缺乏调养，不仅体重不容易恢复，而且会有产后脱发、便秘、痔疮、头晕、疲倦等不良身体反应。同时，新妈妈的身体抵抗力也会减弱。因此国外也开始重视"产后照顾"（Post-Delivery Care）。

所以，新妈妈一定不要忽视月子期间的休养与科学调理，这将为你以后的健康与美丽打下坚实的基础。

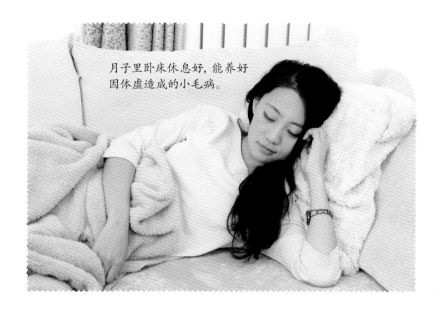

月子里卧床休息好，能养好因体虚造成的小毛病。

坐好月子祛除身体原有小毛病

坐好月子，不仅能帮新妈妈恢复身体，还能祛除或缓解身体原有的小毛病，让新妈妈更自信。

痛经不再痛

生完孩子后，有些新妈妈会惊喜地发现自己原来痛经的毛病好了。这是因为经历怀孕后，子宫的神经肌肉活性会改变，收缩效果跟以前不一样了。

体质增强

有些新妈妈孕前偏瘦或工作比较忙，饮食不规律，营养跟不上，免疫力低下。怀孕后虽然没有大的毛病，但皮肤暗黄、气色较差。如果在坐月子期间，新妈妈细心调养，既能避免落下月子病，又能改善体质，增强免疫力，水润肌肤当然不在话下。

关节疼痛缓解

有些新妈妈夏天穿得比较少，又喜欢吹空调，冬天也不注意保暖，可能会有关节疼痛的毛病。如果月子里严格避免接触冷水或吹凉风，将有意外的收获——关节疼痛大大地缓解了。

坐好月子，还能开启良好亲子关系

月子里新妈妈最重要的是要调养好身体和照顾好宝宝。

只有月子坐得好，才能有充沛的体力，有乐观、开朗的心情，才能更好地照顾宝宝，在面对宝宝时有发自内心的喜悦与浓浓的母爱。

新妈妈乐观向上的生活态度，也将会传递给宝宝，有利于宝宝健康性格的养成，同时也为亲子关系开启良好的开端。

中医解释：为什么女人月子里体质都很弱

历经千辛万苦，终于迎来了宝贝，新妈妈一定会无比兴奋，可是没过多久又会体验到很多的不舒适：为什么那么容易累？为什么老有出不完的虚汗？为什么感到浑身都在疼？……其实这些都是体质变弱的表现，这究竟是如何造成的呢？

孕期身体负担加重

宝宝在子宫里一天天长大，孕妈妈的负担逐渐加重，身体器官都要承受两个人的代谢（特别是肾脏），还会受到不同程度的挤压，而像关节、韧带等的负重也加大了。虽然这些负重在分娩后大部分都能逐渐得到改善，但仍要持续大概6周左右。怀孕期间，孕妈妈不管是原先储存的能量，还是后期摄入的营养，都要赶来支援。如果孕前没有得到很好的调理，体质就会相应变差了。

分娩耗损气血

在生产的过程中，为了迎接宝宝的降临，自然分娩的孕妈妈要调用身体的每一份力量，这会消耗大量的精力，也会大量失血。最后等宝宝到来时，新妈妈的身体就如被掏空一般，元气耗损，气血两虚。而选择剖宫产的妈妈呢，表面上看来没有经历自然生产的拼尽全力，其实损耗的元气更多，很有可能会清空"库存能量"，所以体质不可避免地变差了。

营养大部分被宝宝"抢"走了

在怀孕期间，孕妈妈虽然注重加强营养，但是进入体内的营养大部分会被胎宝宝吸收。特别是孕末期，胎宝宝要储备大量的营养，孕妈妈自身对营养的吸收就会减少。生完宝宝后，母乳喂养的新妈妈吸收的营养会优先转化为乳汁，提供给宝宝。而且新妈妈还要花大量的精力照顾宝宝，夜间睡眠质量得不到保证，特别耗伤精气神，对身体的影响非常大。

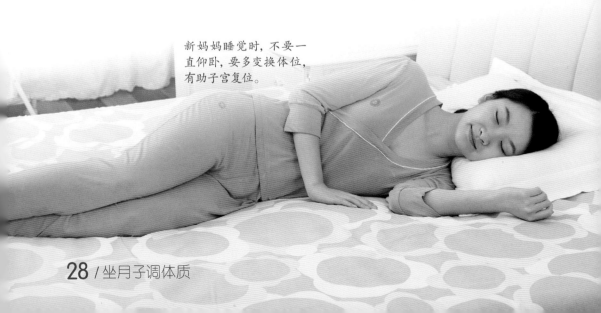

新妈妈睡觉时，不要一直仰卧，要多变换体位，有助子宫复位。

孕期产后的体质会发生变化

很多新妈妈并不了解自己到底是什么体质，当然更不知道，从怀孕到生产，自己的体质会发生哪些变化以及出现这些变化的原因。

"产前一盆火"

刚怀孕的时候，有的孕妈妈会有孕吐反应，有的却并未感觉到身体变化。其实，我们的身体为了胎宝宝的成长已经发生了天翻地覆的变化，如内分泌、血液容积、肾功能等，特别是体温的变化。

随着月份的增加，胎宝宝的营养需求逐渐增大，这时候孕妈妈摄入的营养会成倍增加，新陈代谢比较旺盛，代谢废物也多，容易上火，民间称为"产前一盆火"。也有些孕妈妈会怕冷，这主要是由于激素改变或本身体质不好。

"产后一块冰"

以前人们的生活水平相对低下，平时以植物性食物为主，在分娩以后，新妈妈会出现面色苍白、头晕乏力、畏寒怕冷的症状。

而现在的新妈妈，多数以动物性食物为主，营养能跟得上，生完宝宝后，怕冷的情况没有以前的新妈妈那么严重。但毕竟生产时耗尽了体力，还有创伤及大量出血，导致身体气血亏虚，比平时要怕冷，民间称为"产后一块冰"。

但是在刚生产完的那段时间，特别是产后 1 周左右，这段时间新妈妈的新陈代谢仍然很旺盛，以热性体质居多，甚至还有不同程度的腰酸和水肿。

所以，新妈妈不要认为自己的体质一成不变，按照下一页的体质测试表进行自测。找准了体质，才能在月子里辨证进补，调出最好体质。

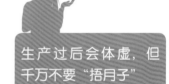

生产过后会体虚，但千万不要"捂月子"

新妈妈生产过后常常会气血两虚，所以在老一辈的人看来就要把门窗关紧，甚至连窗户缝隙都要严严实实地封上，这就是旧俗中的"捂月子"。

在一个封闭的空间里，各种气味混在一起，会使室内空气污浊不堪、细菌滋生，而新妈妈体虚，宝宝弱小，很容易感染生病。尤其在夏天，还有可能会中暑虚脱。

常保持空气流通，还可以调整情绪，有利于身体快速恢复(不要直接吹风就可以了)。

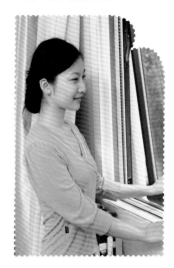

如何判断自己的体质

想坐好月子，想在月子里调好体质，新妈妈们必须要了解自己是什么体质。下面的"体质自我检测表"可以帮助新妈妈准确知道自己的体质。

体质自我检测表

虚性体质	气虚型	面色萎黄☐　　少气懒言☐　　全身乏力☐ 声音低沉☐　　气短☐　　易出汗☐ 头晕心悸☐　　食欲不振☐　　虚热☐ 舌淡而胖、边有齿印☐　　脱肛☐
	血虚型	面色萎黄或苍白☐　　唇舌色淡☐ 毛发枯燥☐　　肌肤无光泽☐　　精神不振☐ 头晕乏力☐　　失眠多梦☐ 大便干燥或便秘☐
	阳虚型	体形肥胖☐　　畏寒怕冷☐　　四肢不温☐ 喜欢偏热食物☐　　腰酸腿软☐　　小腹冷痛☐ 乏力☐　　大便溏薄☐　　小便清长☐ 舌质淡薄，苔白☐　　毛发易脱落☐ 鼻头冷或色微青☐
	阴虚型	体形瘦长☐　　怕热☐　　易怒☐ 面颊发红☐　　肤色苍赤☐　　口干咽痛☐ 两眼干涩或多眼屎☐　　大便干燥☐ 小便短赤或黄☐　　手足心热☐ 舌红少苔或无苔☐　　喜欢偏凉食物☐

实性体质	精神亢奋☐　　体力充足☐　　体格壮硕☐　　易烦躁失眠☐ 眼红☐　　面红☐　　血压高☐　　易流鼻血☐ 易渴且喜冷饮☐　　痔疮☐　　尿频、尿痛☐			
寒性体质	脸色苍白☐　　唇色较淡☐　　畏寒怕冷☐　　四肢冰冷☐ 偏喜热食☐　　大便稀薄☐　　尿频☐　　头昏☐ 呼吸短促☐　　全身乏力☐　　咳嗽☐　　痰涎多且清稀☐			
热性体质	实热型	口干口苦☐　　咽喉痛☐　　眼屎多☐ 烦躁易怒☐　　口臭☐　　便秘☐ 睡眠不安稳☐　　扁桃腺易发炎☐		
	虚热型	口干☐　　口水黏稠☐　　咽喉痛☐ 体温上升☐　　手足心烦热☐　　心胸烦热☐ 潮热☐　　舌红☐		
最佳体质（平和体质）	形体肥瘦匀称☐　　头发盛而黑☐　　面色红润☐ 目光有神☐　　鼻色明润☐　　嗅觉通利☐　　唇红润☐ 舌质淡红、润泽，苔薄白☐　　能耐受寒热☐　　二便正常☐ 四肢轻劲有力☐　　胃口好☐			

备注：

1. 每种体质中有一半症状符合，表明你是该种体质类型。

2. 有很多新妈妈在做完这个测试后会发现，自己兼具两种或两种以上的体质，比如既寒性又气虚，既气虚又阴虚等，这些情况都是很常见的。在中医上，称为"复杂体质"。

坐月子怎样调出最佳体质

最佳体质(平和体质)是我们每个人的梦想，新妈妈们有月子这个调理体质的宝贵机会，可要好好抓紧了。经过"体质自我检测表"的检测，自己属于哪种体质，新妈妈们心里应该有初步的了解。让我们一起向最佳体质的目标努力吧。

气虚体质

气虚体质最主要是反映在脏腑功能的低下，尤其是肺脏功能和脾脏功能要弱一点。形体消瘦或偏胖的新妈妈，特别是稍稍做运动就会大量出汗、体乏无力的新妈妈，属于气虚体质的可能性比较大，而在生宝宝时用力过度也会导致气虚。

中医上认为，肺主一身之气，肾藏元气，脾胃为"气生化之源"。这就是说肺主管我们的呼吸，肺气虚就会出现气短、懒言等；肾中藏有人体的原动力，肾气虚就会使生命力减弱，出现自汗、倦怠无力等；而脾胃能消化吸收食物中的精华，将营养物质转运到全身，如果脾胃气虚，就会出现食欲不振、全身乏力等。所以当新妈妈出现气虚表现的时候，应当温补肺、肾、脾、胃。

属于这种体质的新妈妈在月子中要多吃一些平和易吸收的食物，如山药、糯米、小米、红枣、胡萝卜、香菇、豆腐、牛肉、猪肉、鸡肉、鹌鹑、鲫鱼、鲤鱼、黄鳝等，而且要将凉性和温性食物搭配食用。

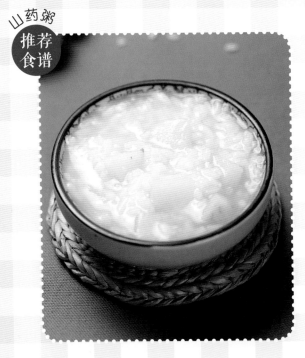

山药粥
推荐食谱

原料：大米30克，山药20克。

做法：❶ 大米洗净，用水浸泡30分钟。❷ 山药洗净，削皮，切块。❸ 锅内加水，将山药块和大米放入锅内，同煮成粥。喜欢吃甜的可以加入蜂蜜。

专家说功效

山药性平，微温，能健脾益胃、助消化；与大米同煮成粥，可滋阴补气，改善食欲。

血虚体质

现在非常流行"宅斗""宫斗"类古装电视剧,大家是否注意过这些电视剧中的丫鬟、宫女?这些人物形象给人的整体感觉,就像缺乏阳光雨露的植物,了无生机,形容枯槁,这就是血虚体质的典型代表。

气血对女人的作用至关重要,养颜的根本就是补血养气,只有气血充足才能让女人的面色红润,充满生机。中医上常说,气血属于一阳一阴,一动一静,一刚一柔,而且互为依存,互相转化。所以在大量失血之后,如果单纯补血,血是不能迅速生成的。只有补气生血,才是补血的根本。

为了达到补气生血的目的,新妈妈要适当多食用含铁较多、营养丰富具有行气功能的食品,如南瓜、银耳、红枣、红糖、乌鸡、黑芝麻、核桃肉、猪血、猪肝、红豆、海产品(如海带、紫菜、海鱼)等。

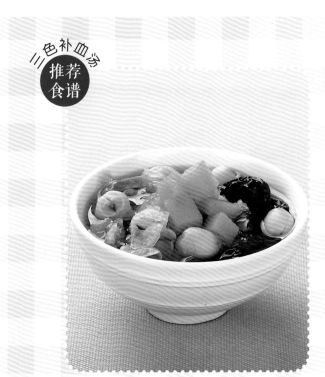

三色补血汤 推荐食谱

原料: 南瓜50克,银耳10克,莲子、红枣各5颗,红糖适量。

做法: ❶南瓜去皮洗净,切块;莲子去心;红枣去核,洗净;银耳泡发后撕小朵,去蒂。❷银耳、莲子、红枣入锅,加水煮沸后转小火半小时加入南瓜,煮烂即可。

专家说功效

南瓜健脾益胃,银耳润肺解毒,莲子养心,红枣益气补血,同煮适合血虚妈妈食用。

阳虚体质

阳虚体质最主要的表现就是怕冷。新妈妈生完宝宝后，肾脏功能可能会衰弱或减退，导致自身热量不足，出现阳虚症状。

而且有的新妈妈受外国文化的影响，越来越淡化坐月子的传统，有的生完宝宝还没满月，就经常外出，更别说捂得严严实实了。生产后气血本来就亏虚，这样子更容易导致寒邪入侵，成为以后形成阳虚体质的一个"导火索"。

所以在坐月子时，最好"避寒就温"，即使夏天在有空调的房间，也要注意室内外的温差不要过大。阳气不足的新妈妈最好多晒晒太阳，培补一下阳气。俗话说"动则生阳"，新妈妈在能下床后，练一练月子健身操，可以增强阳气，还能为不久之后的健康瘦身做准备。

在饮食进补上，新妈妈可以适当食用一些补阳、益阳、温阳的食品，如鸡肉、牛肉、羊肉、海参、核桃肉、板栗、桂圆、鹌鹑、鳗鱼、虾等。

气海一穴暖全身

气海穴有调整全身虚弱状态，增强免疫力的作用。气海穴在肚脐下1.5寸，大约二指宽的地方，和肚脐相对。这个穴位的按摩比较特别，可用拇指或中指的指端来揉，揉的力量要适中，每天揉一次，每次1～3分钟。

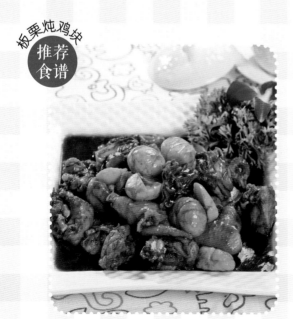

板栗炖鸡块

推荐食谱

原料: 板栗肉10个，鸡肉300克，料酒、生姜片、红糖、盐各适量。

做法: ❶鸡肉洗净剁块。❷鸡块和板栗肉分别入油锅炸黄捞出。❸另取砂锅，放鸡块，加料酒、生姜片、红糖和适量水煮至七成熟时加板栗肉，小火煨炖至熟烂，加盐即成。

专家说功效

板栗、鸡肉能温中益气、补益肝肾，对产后阳虚有很大的补益作用。

阴虚体质

阴虚又称阴虚火旺，就是我们常说的虚火。导致阴虚的原因多种多样，比如长期生活在燥热的环境中，常吃煎炸烧烤之类的食物等。像在多风、干燥、强紫外线辐射的西部地区，这种体质的人比较多。

新妈妈主要是生产后肾脏中起濡养、润滑作用的津液发生了损耗，而且还会有大量的出血，因此表现出阴虚的症状。在月子中调理阴虚体质，新妈妈要避开性温燥烈的食物，如羊肉、狗肉、韭菜、辣椒、葱、蒜、葵花子等。可以适当吃一些滋补阴液以及甘凉滋润的食物，如海参、糯米、藕、黑木耳、银耳、百合、山药、枸杞、麦冬、黑鱼等。

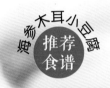

原料: 泡发海参30克，豆腐50克，黑木耳5克，芦笋、胡萝卜、姜末、黄瓜、水淀粉、盐各适量。

做法: ❶芦笋、胡萝卜洗净，切丁；黑木耳泡发，切碎；黄瓜洗净，切片；豆腐切丁。❷海参入沸水氽熟；芦笋丁焯熟。❸油锅烧热，用姜末爆香，放入胡萝卜丁、海参和黑木耳，加入适量水。❹烧沸后倒入豆腐丁、芦笋丁、黄瓜片，加盐调味后用水淀粉勾芡即成。

海参、黑木耳、豆腐同煮有滋阴养血、益气强身的功效，适合产后阴虚的新妈妈食用。

实性体质

"实性"是指热、火、痰湿等明显的症状，对邪气呈现较亢进的反应，表现属于实证。实性体质的人一般身体强壮、精神很好，但是身体缺乏排毒功能，即排便、排尿、排汗均有障碍，因此体内实火较大。这类体质比较适合食用具有清凉降火功效的食物，以便疏散体内实火、清热解毒、利尿通便。

新妈妈千万不要以为自己是实性体质就不需要注意饮食，如果乱吃滋补性的食物，可能会导致体内毒素积累过多，还有可能导致便秘严重。所以这种体质的新妈妈在月子里要适量吃点凉性的蔬菜，如百合、芦笋、芹菜等，以帮助代谢体内毒素。

推荐食谱 百合南瓜粥

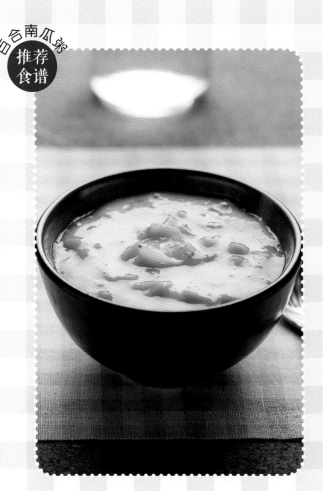

原料： 干百合少量（新鲜百合1个），南瓜50克，大米30克。

做法： ❶干百合洗净；南瓜去皮，洗净切丁。❷大米淘净后，与百合、南瓜丁放入锅中。❸加水煮开后小火煮烂即可。

专家说功效

百合润肺止咳，甘凉清润，治肺阴虚的燥热；百合与大米制成的养生粥膳，具有润肺止咳、生津止渴的功效。

寒性体质

　　好多女性常会手足冰凉，夏天也是这样，这就是寒性体质的典型症状。寒性体质有的是遗传的，但也有很多是不良作息与生活习惯引起的。新妈妈生产后因为气血两亏，常会出现寒性体质的特征。这种体质的新妈妈一般胃肠都比较虚寒、手脚冰冷，而且气血循环不良，所以要非常注意保暖。即使是夏天比较热的情况，新妈妈也应该穿上长袖的衣服，穿袜子，更不能直接对着空调和电扇吹，避免着凉。

　　在饮食上，寒凉的蔬果如西瓜、木瓜、柚子、梨子、杨桃、橙子、西红柿等，要尽量避免。可以多食用温补的食物，如牛肉、瘦肉、麻油鸡、四物乌鸡汤等，这些温补的食物能促进血液循环，达到气血双补的目的，而且能使筋骨强健，腰背也不容易酸痛，从而改善新妈妈体寒的情况。但是食物不能过分油腻，以免导致腹泻。

原料：乌鸡1只，当归、白芍、熟地黄各10克，川芎6克，盐、姜片、料酒各适量。

做法：❶乌鸡去毛、爪、内脏，洗净，入沸水中汆一下，再洗净。❷当归、川芎、白芍、熟地黄分别洗净，切薄片，装入双层纱布袋中。❸锅置火上，放入乌鸡和药包，汤沸后，撇去浮沫，再加姜片、料酒，小火炖至鸡肉和骨架变软，除去药包，加盐调味即可。

四物乌鸡汤

推荐食谱

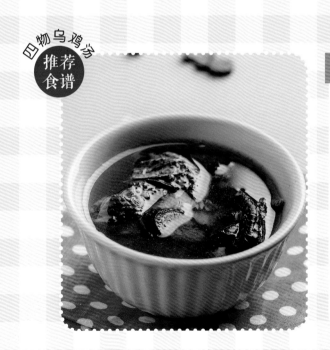

专家说功效

当归性温，有补血活血等功效；白芍养血益阴；熟地黄性温，有滋养阴血、补肾填精等功效；川芎活血行气；四药配伍有补血调血之功。乌鸡性平，有补肝肾、益气血、退虚热等功效，与四物药材同食适合产后体质虚弱、气血不足、腹痛的新妈妈食用。

热性体质

如果新妈妈在月子中怕热，而且时常口干口苦，那么有可能就是热性体质了。属于热性体质的新妈妈，不妨多吃薏苡仁、百合、麻油。但是需要注意的是，在煮麻油鸡的时候，麻油的用量要少些，料酒不要用。还可以吃一些滋补的食物，像山药鸡汤、鱼汤、排骨汤等。而蔬菜类的茭白、丝瓜、冬瓜、莲藕等都能够起到降火的作用，可以吃一些，并尽量与平性食物搭配。

至于水果，像荔枝、龙眼、芒果、橘子这类容易上火的水果尽量不要吃。

原料： 茭白100克，排骨250克，香菇20克，胡萝卜、姜片、盐各适量。

做法： ❶茭白剥去绿色外衣，切去硬的茎部，洗净，切块。❷排骨洗净，切小段，在开水中余一下，再洗净；香菇用水泡软，洗净。❸胡萝卜洗净，削皮切块。❹砂锅加适量水煮沸，放入排骨段、胡萝卜块、香菇和姜片，大火煮20分钟，加入茭白块，转小火煲30分钟，加盐调味即可。

推荐食谱 茭白炖排骨

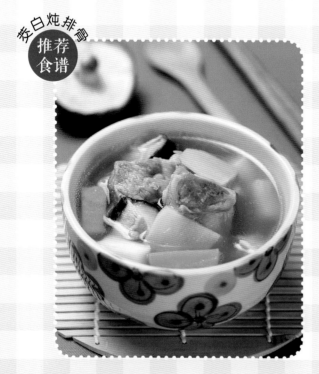

专家说功效

茭白性凉，有通乳、利尿、除烦渴、解热毒等功效；排骨性平，有补虚、生乳、滋阴养血等功效。二者同食可清热、通乳、生乳、补虚，适合虚弱少乳的新妈妈食用。

高龄妈妈身体恢复慢中求胜

现在晚婚晚育的女性越来越多,并且随着二胎政策的放开,35岁以后做妈妈的并不少见。但是,高龄新妈妈生产过后,身子更弱,身体恢复要比适龄新妈妈慢很多,须更加精心细心地调理。

调养不少于100天

高龄妈妈因为新陈代谢减慢,各个器官的恢复能力减弱,所以产后休息的时间要比适龄新妈妈多。现在的坐月子就是度过医学上常说的产褥期,一般顺产42天,剖宫产56天。但身体的恢复需要一个过程,有些伤口表面上看似好了,实际上没有彻底恢复,所以高龄妈妈休息尽量不少于100天。这段时间一定要保证充足的睡眠,适当的运动,科学均衡的饮食,最主要的是保持愉悦的心情。

产后滋补要适量

高龄妈妈因为年龄较大,更容易发生妊娠高血压、妊娠糖尿病、产后贫血等,产后身体也会比年轻的新妈妈们更虚弱,更加需要滋补。所以产后更要吃富含优质蛋白质的食物,饮食宜清淡可口、易于消化,且富含营养。但需要注意的是,高龄妈妈体质较弱,过量的营养不能吸收,所以,滋补一定要适量,并且注意营养均衡。

更要积极面对情绪问题

高龄妈妈体内激素变化较大、恢复期延长,更易面临负面情绪的影响。尤其是高龄新妈妈,好不容易盼来宝宝,势必会将全部心思放在宝宝身上,特别担心宝宝会出现什么问题,这种过度关注往往会引起妈妈的焦虑。遇到此类情况,高龄妈妈一定要及时调整心情,或咨询专业人士,不要将坏情绪积压下来,否则会影响到身体恢复。

高龄妈妈更要预防妇科疾病的侵扰

由于高龄妈妈的新陈代谢减慢,盆底肌、子宫及韧带的恢复能力都有所下降,阴道自净能力降低,非常容易导致各种妇科疾病的产生。所以高龄妈妈更要注意保持会阴的清洁,同时做些促进盆底肌、子宫恢复的按摩,千万不要过量用药,否则会破坏阴道的酸碱度。

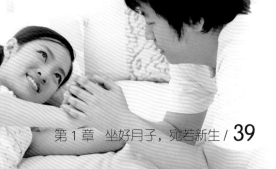

新爸爸的关心与呵护,能让高龄妈妈心情愉悦,身体恢复得更快、更好。

双胞胎妈妈需要双倍付出

当两个天使同时降临时，新妈妈的愉悦心情不言而喻：一次辛苦，两重收获。但是在接下来的月子期间的调理中也需要加倍注意。

双倍付出

怀孕的时候，单胎孕妈妈临产时的子宫重量是原来的 20 倍，容量是原来的 1000 多倍。而且双胞胎孕妈妈要负担两个宝宝的代谢，肾脏、肝脏、心脏等的负担比单胎孕妈妈要多得多。双胞胎妈妈孕期付出得多，生产后要恢复到孕前状态也需要更多的时间，因此月子期间的调养需要倍加注意。

双倍营养

哺乳的双胞胎妈妈，月子餐的搭配尤其重要，既不能吃得体形变样，又要调养好身体，还要照顾到宝宝对母乳的需要。所以双胞胎新妈妈在增加餐次的同时，在营养搭配上更要花点心思。

双倍操心

月子期间，是双胞胎妈妈最辛苦的时期，并将大大影响哺乳的成功率，请个月嫂在家很有必要。同时，最好放弃婴儿床，选择与宝宝们同床，妈妈睡中间、宝宝们睡两边，这样无论哪一个要吃奶，妈妈只要转身即可供应，可在最不费力的情况下应付双倍的密集吸吮。还可以准备一种"双胞胎哺乳环垫"，这样能把两个宝宝放在上面同时喂奶。

另外，最好将双胞胎宝宝的喂奶时间调成一致，这样妈妈才能有较长的休息时间。但是双胞胎妈妈不能太苛求，因为宝宝的生理时钟还是会有个别差异的。

双胞胎新爸爸要做好"总经理"，新妈妈才能坐好月子

在月子期间，新爸爸的角色可是多重的，不光升级为爸爸，还是新妈妈的心理调节师，更是家里的总管，尤其是双胞胎爸爸。因为家里多了两个宝宝，家庭事务一定会增加很多。新爸爸要对家人或月嫂的工作做出合理的安排，处理好各人之间的关系，为新妈妈的休养营造一个安详快乐的环境。

月子病一定要在月子里治吗

过去人们常说"在坐月子时，如果没有保养好身体，就容易落下病根"，这是对的。可以说产后是女人身体最脆弱的时候，非常容易受疾病侵扰。在坐月子期间，新妈妈无论如何都要注意疾病的预防和治疗。

一个人生了病后，治疗措施无非是药物、手术、休息和营养。很多疾病，经过充分的卧床休息和良好的营养补充，都可以治愈。而"坐月子"恰恰能提供这样的治疗机会，这就使得有些人误以为"月子里的病非得月子里治不可"。

对于"月子病"，无论是中医还是西医，都主张及时治疗，以免留下后遗症。但是有些疾病，例如细菌感染性疾病，光靠休息和营养是很难治愈的，还必须要有相应的药物治疗，所以说月子病不一定都能在月子里治好。

第1胎月子没坐好，生个二宝能调回来吗

很多妈妈特别后悔没坐好月子，常常觉得腰疼胳膊疼，有二胎计划的就把希望寄托在第二次坐月子上，认为可以把之前落下的月子病给纠正过来。

充分的休养，能调好月子病

坐好月子确实容易调好月子病，首先，坐月子时，人体各个脏腑、关节都会发生变化，功能也会得到明显的改善。其次坐月子期间，妈妈除了照顾宝宝，恢复身体是最主要的任务，充分的休息和充足的营养能养好气血，而且没有工作压力或琐事打扰，当然能缓解以前落下的月子病。

在二胎坐月子时，新妈妈尽量好好调整，这样可以缓解身体先前造成的损伤，并防止落下其他病症。妈妈们如果能以坐月子的心态对待平时的休养，也能将身体养得棒棒的。

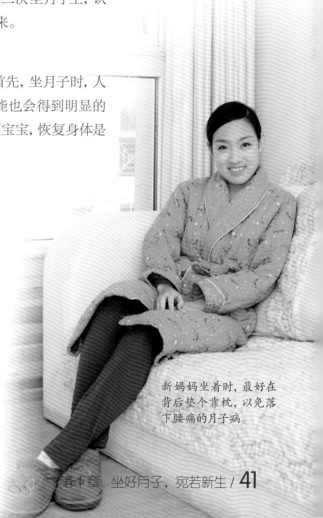

新妈妈坐着时，最好在背后垫个靠枕，以免落下腰痛的月子病。

坐好小月子，恢复迅速更易受孕

正常的生产过程是瓜熟蒂落，自然而然；而小产犹如生摘青果，不管是自然流产还是人工流产，都会给身体造成难以修复的伤害。

*心理调节。*小产女性在承受身体疼痛的同时，还要承受心理上的煎熬，特别是主动流产的女性，想到与这个世界无缘的小生命，内心的愧疚和罪恶感会使自己陷入负面情绪，而不良的情绪会极大地影响身体恢复。坐小月子时，女性一定要注意心理调节，尽快恢复自信，才能更好地为下一次怀孕做准备。

*饮食调理。*在饮食上，和正常坐月子一样，不能喝冷水，不能吃生冷的食物，同时，多吃富含蛋白质的食物，如猪肝、鸡蛋、鱼、瘦肉等，蔬菜水果也要适量摄入，当然寒性的蔬果还是要尽量避免的。有一点需要注意，一定不能吃下奶的食物，汤汤水水最好能避免。

*适量运动。*在日常生活中，也和正常坐月子一样，少用眼睛，注意保暖，多卧床休息，但要有一定的运动，在家里适量走动。尽量不要外出，特别是手术后的一段时间，吹点冷风就很容易头疼。

从一定程度上来说，坐小月子比正常坐月子还要重要，因为要为下一次受孕做好准备，养好身体。

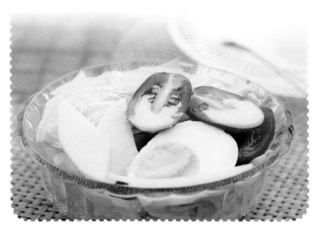

关于"小月子"的女人私房话

刚刚发育的乳腺停止生长，腺泡变小直至消失，乳腺复原。但是这种复原通常并不完全，很容易诱发乳腺小叶增生，造成乳腺肿块及乳房疼痛。所以要第一时间疏"通"乳房经络，使突然停滞下来的气血运行起来。

子宫内膜不可避免地受到损伤，这使子宫自身抵抗力下降，可能会感染一些难言的疾病。因此在月子里要对子宫进行全面保护，必须禁止同房，而且最少半年内要做好避孕措施。

月子这么调，
妈妈恢复快

从出产房的那一刻开始，新妈妈的"月子"生涯就正式启动了。月子坐得怎么样，关系到新妈妈以后的健康，所以新妈妈要好好把握。

产后第1周调养方案

产后第1周，新妈妈需要充分的休息和静养，避免从事繁重的劳动，以消除分娩造成的疲劳，但也不能终日躺在床上，要适当活动，从而有利于身体的恢复。

先别急着下奶

看着嗷嗷待哺的宝宝，再想想空空如也的乳房，新妈妈的第一反应就是进补。想要哺育宝宝的心情可以理解，但产后立即大补促下奶的做法则是大错特错。因为产后新妈妈身体太虚弱，马上进食催奶的高汤，往往会"虚不受补"，反而会使乳汁分泌不畅。另外，宝宝在初生几天内吃得较少，如果新妈妈大量吃催奶食物，奶水太多会浪费还易形成乳疮。

开胃

不论是自然分娩还是剖宫产，产后最初几天，新妈妈似乎对"吃"都提不起兴趣。这是因为在孕期受到子宫压迫的胃肠终于回归原位了，但功能还没有完全恢复。这个时候，家人就要多做一些清淡开胃的汤汤水水。家人还可以用山楂、枸杞子煮水喝或熬粥。本阶段的重点是开胃而不是滋补，新妈妈胃口好，才能食之有味，吸收才能好。

排恶露

产后第1周也称为新陈代谢周。新妈妈怀孕时体内贮留的毒素、废血、废水、废气，都会在这一阶段排出。因此，第1周的饮食要以排毒为先，如果过量摄入滋补的食物，会减缓毒素排出。

促进伤口愈合

自然分娩的新妈妈，如果有会阴侧切，伤口愈合需半个月左右，而剖宫产的新妈妈约需1周。产后吃得对，能加速伤口愈合，建议妈妈们多吃富含优质蛋白和维生素C的食物，如豆制品、蔬果等，以促进皮肤或器官的组织修复。

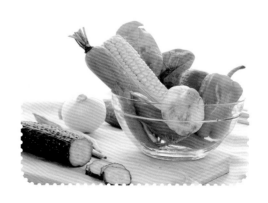

产后第 2 周调养方案

进入月子的第 2 周，新妈妈的伤口基本愈合了，子宫从腹部已触摸不到，基本上收缩复位了。平时几乎不会感觉到疼痛，只有喂奶时，可能会因宫缩感到轻微的疼痛。

催乳应循序渐进

新妈妈产后的食疗，应根据生理变化特点循序渐进，不宜操之过急。尤其是刚刚生产完，胃肠功能尚未恢复，乳腺才开始分泌乳汁，乳腺管还不够通畅，不宜大量食用催乳食物。在烹调中少用煎炸，多采取清炖的方法，遵循"产前宜清，产后宜温"的传统，少食寒凉食物，避免进食影响乳汁分泌的食物，如麦芽等。

选择优质蛋白

在产后第 2 周，新妈妈看护宝宝的工作量增加，体力消耗相应增大。这周，新妈妈饮食上应注意逐渐补充优质蛋白质，如鱼类、虾、蛋、豆制品等食物，尤其是可适量增加排骨、猪瘦肉等。但新妈妈此时的肠胃仍不能适应油腻的汤水，还是要少喝。每餐注意调节口味，晚餐的粥类可多吃咸鲜口味，如虾仁粥、瘦肉粥等。

适量摄取膳食纤维

膳食纤维可以增加粪便的体积，促进排便。怀孕末期因为胎儿的长大会压迫到新妈妈的下腔静脉血管，使得血液循环受阻，所以很多新妈妈会长痔疮，造成排便困难。因此，适量摄取膳食纤维对新妈妈而言很重要，可以适当吃些芹菜、茄子和海藻类。

利水消肿

利水消肿也是产后初期的一个重要任务。新妈妈应多补充些利于消肿的食物，如红豆、小米等，同时还应注意盐的摄入量，盐分过多易导致水分滞留体内。

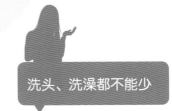

洗头、洗澡都不能少

老观念认为坐月子不能洗头、洗澡，这是因为以前保暖设施跟不上。而现在这些问题都不存在了。一般在产后 1 周左右新妈妈就可以洗头洗澡了。洗头、洗澡不仅能保持身体清洁卫生，减少细菌感染的概率，还能解除分娩疲劳、舒缓情绪。但一定要做好准备工作，房间不能透风，室温不能低于26℃，水温在 37℃左右或稍热一点。另外还要注意，头发未干不要结辫、睡觉。洗澡时间不宜过长。

产后第 3 周调养方案

本周新妈妈阴道内的伤口大体痊愈了，子宫也基本收缩完成，回复到骨盆内，恶露中血液减少。胃肠功能加强，而宝宝对乳汁的需求量也加大了，此时新妈妈不仅需要多吃一点，还要保证饮食品质。

滋补主要为催乳

宝宝的奶量需求增大了，总是把新妈妈的乳房吸得瘪瘪的，因此催乳成为新妈妈当前进补最主要的目的。哺乳期大概为一年，所以产后初期保证良好的乳汁分泌和乳腺畅通，会给整个哺乳期提供保障。

补血仍要继续

恶露虽然已经排得差不多了，但是这些天的大量失血，新妈妈的身体状况也发出"警报"，总感觉疲劳乏力，提不起精神来。醒来后偶尔还有眩晕的感觉，缺血易使新妈妈的身体失去活力。简单方便的补血方式，就是多吃点补血食物，红枣茶、牛肉粥、猪肝汤都是方便易做的补血上品。

趁热食用

生完宝宝之后，发现时间过得非常快，每天都忙碌而充实，一会宝宝拉便便了，一会又该给宝宝喂奶了。等处理完这些事情才发现，刚刚热气腾腾的饭菜已经凉了。这时，新妈妈千万不要图省事，一定要重新加热，处理得当后再吃。

谢绝零食

有吃零食习惯的新妈妈，在哺乳期内尽量别吃零食。大部分零食都含有较多的盐和糖，有些还是经过高温油炸，并含有大量的食用色素。新妈妈食用后，不仅不利于自身的健康，还会通过乳汁影响宝宝的健康。

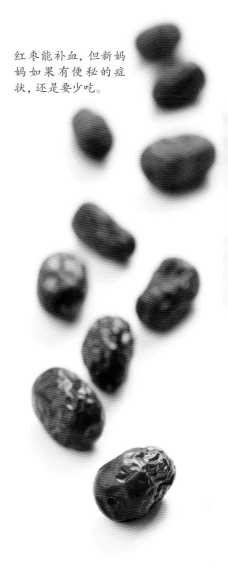

红枣能补血，但新妈妈如果有便秘的症状，还是要少吃。

产后第 4 周调养方案

这 1 周，子宫大体复原，腹部也开始收缩，胃肠功能基本恢复，恶露消失，变成白带，一切都在向好的方向恢复。不过此时新妈妈要注意预防乳腺炎，剖宫产妈妈还要留意伤口瘢痕增生。

增强体质

无论是哺乳妈妈，还是非哺乳妈妈，产后第 4 周的进补都不要掉以轻心，本周是产后恢复健康的关键时期。新妈妈身体各个器官逐渐恢复到产前的状态，都有条不紊地"工作"着，它们需要在此时有更多的营养来帮助运转，尽快提升元气。

按时定量进餐

虽然说经过前 3 周的调理和进补，新妈妈的身体得到了很好的恢复，但是也不要放松对身体的呵护，不要因为照顾宝宝，而忽视了进餐时间。宝宝经过 3 周的成长，也培养起了较有规律的作息时间，吃奶、睡觉、拉便便，新妈妈都要留心记录，从而掌握宝宝的生活规律，相应安排好自己的进餐时间。新妈妈还要根据宝宝吃奶量的多少，定量进餐。

吃温补性食物

这时，新妈妈就要着重开始进行体力的恢复了。如果是在冬天，新妈妈可以吃一些温补的食物，如羊肉、牛肉，还可以喝鱼汤，鱼汤能够很好地补充能量以及帮助催乳。

中药煲汤需留意

本周根据新妈妈的情况，家人可以用些中药来煲汤给新妈妈进补。不同的中药特点各不相同，用中药煲汤之前，必须通晓中药的寒、热、温、凉等属性。选材时，最好选择无任何副作用的枸杞子、当归、黄芪等。当然最好是找中医把脉开食疗方子。

出门透透气，心情会更好

再过几天，新妈妈就可以安排出门计划了。虽然不能出远门，但是已经在家闷了 20 多天了，这可得好好安排。首要的是天气，一定要风和日丽；其次是时间，最好是上午 10 点左右，这时候空气最好；最后是地点，要求人少环境好，首选当然是离家比较近的小公园。到时，在保暖的基础上美美地打扮自己和宝贝，和新爸爸一起，到大自然中展现美丽的三人世界。

产后第5周调养方案

这1周，子宫已经完全恢复了，恶露也完全消失了，胃肠功能也稳定了。可以说，经过前面几周合理科学的调养，这时候新妈妈的身体已经基本恢复了。

注意胃肠保健

如果前几周新妈妈进补的高汤都比较油腻，此时要重视胃肠的保健，注意不要让胃肠负担过重，受过多的刺激而出现腹痛或腹泻。注意三餐的营养搭配，让胃肠舒舒服服最关键。早餐以碳水化合物为主的杂粮粥加鸡蛋，馒头加牛奶为主，中餐以肉类、蔬菜为主，晚餐以高蛋白、低脂肪的鱼虾为主，加餐则可以选择食用红豆薏苡仁粥、牛奶冲藕粉、银耳莲子汤等。

脂肪摄取要适量

怀孕期间，孕妈妈为了准备生产及哺乳，储存了不少的脂肪；再经过产后4周的滋补，又给身体增加了不少负担。此时若过多食用含油脂的食物，乳汁会变得浓稠，乳腺也容易阻塞，而且对产后的瘦身也非常不利。

补充钙质

因为0~6个月的宝宝骨骼形成所需要的钙大部分来源于新妈妈的乳汁，而且产后新妈妈消耗的钙量要远远大于普通人，因此，产后新妈妈应及时补钙，可多吃些乳酪、虾米、芝麻或芝麻酱、西蓝花及紫甘蓝等，平时也要多晒太阳，特殊情况也要补充钙片。

少量多次喝白开水

母乳喂养会使新妈妈每天流失约1000毫升的水分，如果新妈妈体内的水分不足，会使母乳减少。另外，水喝得是否充足，也是决定塑身效果的关键。因为人体所有的生化反应都必须溶解在水中才能进行，废物的排出也必须通过水溶液才能有效排出，所以新妈妈要保证水分的摄取。但也不能一次喝得太多，稀释胃酸会影响食欲，阻遏其他营养的摄入，要少量多次喝水。

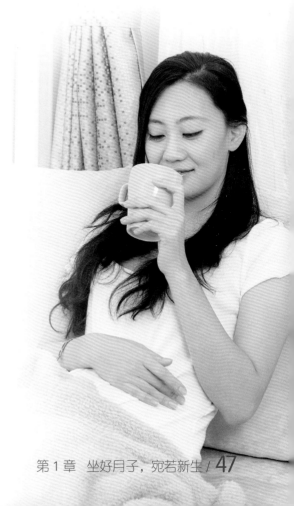

产后第 6 周调养方案

到这 1 周身体感觉到越来越好，其实，这个时候产褥期还没完全结束，多爱一点自己吧，别太劳累。还有，这周再忙也要去医院做个产后检查。满月是民间说法，身体经过十月怀胎，想要调整到孕前的状况，还需静养 6 周。

重质不重量

对于摄入热量或营养所需量不甚了解的新妈妈，一定要遵循控制食量、提高品质的原则，尽量做到不偏食、不挑食。为了达到产后瘦身目的，按需进补，积极运动。

加强 B 族维生素的摄取

五谷类和鱼、肉、蛋、奶类含较丰富的 B 族维生素，可帮助身体能量代谢，也有改善神经系统和加速血液循环的功效，对于产后器官功能的恢复很有帮助。

选取应季的食物

新妈妈应该根据产后所处的季节，选取相应的进补食物，少吃反季节食物。比如春季可以适当吃些野菜，夏季可以多吃莲藕，秋季食萝卜，冬季补板栗等。要根据季节和自身的情况，选取合适的食物进补，要做到"吃得对、吃得好"。

控制外出用餐次数

宝宝满月了，亲朋好友都要庆贺一下，新妈妈经过 1 个月的休整也可以外出就餐了，但一定要注意控制外出用餐次数。大部分餐厅提供的食物，都会多油、多盐、多糖、多味精，不符合产后新妈妈进补的要求。新妈妈如果必须在外面就餐，饭前应喝些清淡的汤，减少红肉的摄入，用餐时间最好控制在 1 小时之内。

爱宝宝的"粮袋"就是爱自己

新妈妈在哺乳期要避免体重增加过多，因为肥胖会使乳房下垂，哺乳期的乳房呵护对防止乳房下垂特别重要。由于新妈妈在哺乳期乳腺内充满乳汁，重量明显增大，更容易加重下垂的程度。在这一关键时期，一定要讲究穿戴胸衣，同时要注意乳房卫生，防止发生感染。停止哺乳后更要注意乳房呵护，以防乳腺萎缩导致乳房变小、下垂。

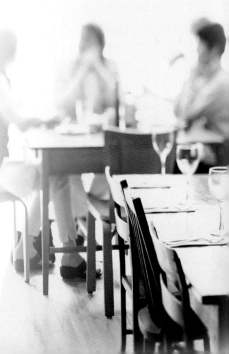

新妈妈必读的坐月子饮食原则

新妈妈们产后都非常虚弱，哺乳的妈妈还要照顾到宝宝的需求，所以需要一段时间来调养，在饮食上尤其要用心，最好的药房就是我们的厨房。下面的饮食原则教新妈妈们怎么用饮食调理身体。

不要过分限制脂肪

有些新妈妈生完宝宝就迫不及待地减肥了，特别是严格控制脂肪的摄入量，这是不正确的。因为新妈妈乳汁中的脂肪对宝宝来说是至关重要的，宝宝对于脂肪的需求量相对高于成人，而且半岁以内宝宝所需的全部脂肪几乎都来源于母乳。所以哺乳的新妈妈不能过分限制脂肪摄入，以免影响宝宝正常的生长发育。

饮食要以清淡为主

产后1周内最好以鸡蛋、面条、米粥、软饭和蔬菜为主，这个时候不宜吃油腻的食物，如鸡汤、猪蹄等。一星期后，如胃功能正常，就可以适当进补瘦肉、鱼、猪蹄、排骨等食物了。

不吃生冷硬的食物

分娩之后新妈妈身体十分虚弱，抵抗力弱，胃肠功能差，容易引起胃肠炎等消化道疾病，所以坐月子期间尽量不要食用生冷和寒性的食物，如西瓜、梨。过硬的食物也不宜吃，对牙齿不好，也不利于消化吸收。

补充水分很重要

月子里每餐食物最好做到干稀搭配，在补充水分的同时补充营养，不但可以促进身体的恢复，增加乳汁的分泌量，还可防止产后便秘。

不偏食、不挑食胜过"大补"

新妈妈产后身体的恢复和宝宝的成长需要摄取大量不同的营养成分，新妈妈千万不要偏食和挑食，要讲究粗细搭配、荤素搭配等。这样既可保证各种营养的摄取，还可提高食物的营养价值，对新妈妈身体的恢复和宝宝的成长均有益处。

合理使用滋补品

虽然产后体质虚弱，但使用滋补品也要有节制，有针对性。如人参，虽然可以大补元气，但并不是所有新妈妈在产后都能服用。若在分娩后过早、过多服用人参汤，会促进血液循环，加速血液流动，影响新妈妈受损血管的自行愈合，造成流血不止，甚至大出血，同时还会引起失眠、烦躁、心神不宁等不良反应，影响体力和精力的恢复。

月子里必备的滋补佳品

鸡蛋

鸡蛋富含蛋白质和多种营养素，是许多新妈妈的首选补品。其中的蛋白质和脂肪容易被吸收，有助于新妈妈恢复体力，预防贫血；鸡蛋中含有的卵磷脂、卵黄素及多种维生素和矿物质，有助于维护新妈妈神经系统的健康，减少抑郁情绪。但是鸡蛋不宜多吃，每天1~2个就够了，过多摄取反而会因营养素过量而诱发疾病。

红糖

新妈妈在分娩时，精力和体力消耗非常大，加之失血，产后还要哺乳，需要补充大量铁质。红糖水能够活血化瘀，还能够补血，并促进产后恶露排出，确实是新妈妈在产后的补益佳品。但是红糖水不是喝得越多越好，过量的话反而会使恶露血量增多，引起贫血。一般来讲，产后喝红糖水的时间以7~10天为宜，如果医院已经给予活血化瘀的药物，就不要吃了。

小米

小米是传统的滋补食物，富含维生素 B_1、维生素 B_2 和膳食纤维。可帮助新妈妈恢复体力，并能刺激肠蠕动，增进食欲。但小米粥不宜煮得太稀，也不可完全作为月子里的主食，不然会造成营养不均衡，不利于新妈妈的身体恢复。

芝麻

芝麻中富含蛋白质、脂肪、钙、铁、维生素 E 等多种营养素，有补中健身、破积血等作用，可提高饮食的营养质量，非常符合新妈妈的产后营养需求。最好选择黑芝麻，它的营养价值要比白芝麻更高一些。

红枣

红枣是一种营养佳品，被誉为"百果之王"。红枣含有丰富的维生素 A、维生素 C 及 B 族维生素等人体必需的维生素以及氨基酸和矿物质等。红枣具有益气补脾、补血养颜、安神、治虚劳损等功效。红枣中还含有与人参中所含类同的皂苷，具有增强人体耐力和抗疲劳的作用。产后气血两亏的新妈妈，可以用红枣煲汤，能够补血安神。红枣味道香甜，吃法多种多样，既可口嚼生吃，也可熬粥蒸饭熟吃。

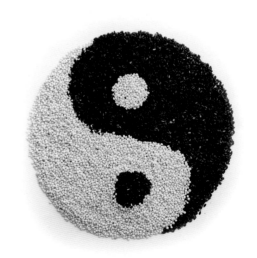

牛奶

牛奶营养丰富，易被人体消化吸收，食用方便，人称"白色血液"，是最理想的天然食品。其中含有的20多种氨基酸有8种是人体必需的，牛奶中的蛋白质消化率高达98%。新妈妈适当喝牛奶有助于保证母乳中钙含量的相对稳定，建议配干粮一起食用，如馒头、面包等。

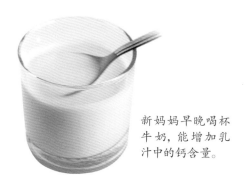

新妈妈早晚喝杯牛奶，能增加乳汁中的钙含量。

银耳

银耳具有强精、补肾、润肠、健胃、补气、强心的功效，而且银耳富含胶质，加上它的滋阴作用，还有祛除脸部黄褐斑、雀斑的功效。银耳还是有效的减肥食品，它的膳食纤维可助胃肠蠕动，减少脂肪吸收，对产后有便秘症状的新妈妈有一定的作用。

虾

虾营养丰富，且肉质松软，易消化，对身体虚弱以及产后需要调养的新妈妈来说，是极好的食物。虾的通乳作用较强，并且富含磷、钙，对产后乳汁分泌较少、胃口较差的新妈妈有补益功效。

虾仁冬瓜既通乳又消水肿，新妈妈月子里可以常吃。

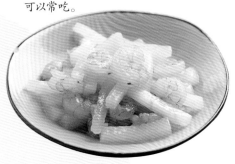

猪肝

肝脏是动物体内储存养料和解毒的重要器官，含有丰富的营养物质，具有营养保健功能，是最理想的补血佳品之一。猪肝中还富含维生素C和矿物质硒，能增强人体的免疫力，抗氧化、防衰老。新妈妈每周食用1~2次即可，食用前要将猪肝洗净、煮熟煮透。但是有高血压病、冠心病、高脂血症的新妈妈则不建议食用。

鱼汤、肉汤

月子里新妈妈出汗多，加之分泌乳汁，需水量要高于普通人，适当喝汤如鱼汤、肉汤，对身体补水及乳汁分泌都十分有益，但汤内的营养不超过食物的5%，所以一定要喝汤吃肉。这些汤类中含有易于人体吸收的蛋白质、维生素及矿物质，且味道鲜美，可刺激胃液分泌，既可提高新妈妈的食欲，还可促进乳汁分泌。但是喝汤要注意适量，特别是空腹不能大量喝汤，不然容易影响食欲，还会引起乳房胀痛。

月子里推荐食用的十大蔬果

在传统观念中，坐月子一般都不吃素食，因为以前的生活条件有限，平时吃肉的机会很少，月子里如果还吃素，营养就会跟不上。但随着时代环境的改变，如今的新妈妈已经不适合采用这种饮食方法进行月子调养，而应荤素结合，保证营养均衡。下面推荐几种适合新妈妈在月子中食用的蔬果。

莴笋

莴笋含矿物质钙、磷、铁较多，能助长骨骼、坚固牙齿，还有利尿、通乳、清热、活血等作用，适合产后少尿及无乳的新妈妈食用。

分娩时，新妈妈身体流失血液较多，生殖器官也会受到损伤，新生儿吃奶，这些情况都需要铁和矿物质的补充，所以新妈妈在产褥期除多吃些肉、蛋、鱼等食物外，可以多吃一些莴笋。

黄花菜

黄花菜含有蛋白质，矿物质磷、铁，维生素 A、维生素 C 等营养元素，而且味道鲜美，适合煲汤食用。黄花菜还有下奶、补血、止痛、健脑的作用，可以在调养身体的同时，帮助新妈妈下奶。

黄豆芽

黄豆芽是生活中较常食用的食物，含有大量蛋白质、维生素 C、膳食纤维等，这些都是身体细胞需要的营养元素，帮助修复损伤的生殖系统组织。对新妈妈来说，常吃黄豆芽还能有效预防产后便秘。

莲藕

莲藕中含有大量的淀粉、维生素和矿物质，营养丰富，清淡爽口，是祛瘀生新的佳蔬良药。莲藕还有健脾益胃、润燥养阴、行血化瘀、清热生乳的功效。月子里多吃莲藕，可以清除腹内积存的瘀血，增进食欲、帮助消化，促使乳汁分泌，有助于对新生儿的喂养。

海带

海带属于海产品类，含碘和铁较多，有制造甲状腺素和血细胞的功效，新妈妈适量吃海带能增加乳汁中铁、钙的含量。新生儿喝了妈妈的乳汁后，可以预防缺铁性贫血，有利于身体的生长发育。

剖宫产妈妈在月子里也可以喝些黄豆芽汤，能促进伤口愈合。

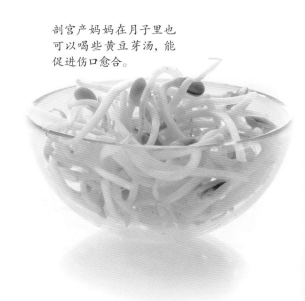

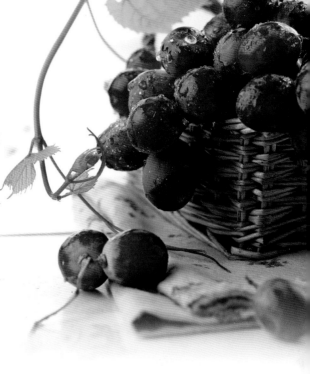

苹果

苹果含有丰富的苹果酸、鞣酸、维生素、果胶及矿物质，可润肺健胃、生津通便，使皮肤润滑、有光泽。苹果还具有降低血糖及胆固醇的功效，有利于患妊娠高血压综合征、糖尿病及肝功能不良的新妈妈产后恢复。

奇异果

奇异果就是猕猴桃，味道酸甜，含有极高的维生素C，有解热、止渴、利尿、通乳的功效，常吃可以强化免疫系统，对于剖宫产术后恢复有利。但奇异果性冷，吃之前要用热水烫温。每周2~3个。

香蕉

香蕉具有清热、润肠的功效。产后食用香蕉，可使人心情舒畅安静，还有催眠作用，甚至使疼痛感下降。另外，香蕉中含有大量的铁元素，有通便补血的作用。月子里吃香蕉，可以有效防止因卧床休息时间过长，胃肠蠕动较差而造成的便秘。香蕉偏寒，可将香蕉蒸热后食用。

香蕉能预防便秘，还能抗抑郁，新妈妈可以每天吃1根。

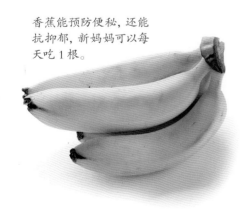

葡萄

葡萄有补气血、强筋骨、利小便的功效。其含铁量较高，可补血。制成葡萄干后，铁所占的比例更大，可当作补铁佳品，常吃可消除困倦乏力、形体消瘦等症状，是健体延年的佳品。新妈妈生产时一般都会大量失血，葡萄无疑是产后当之无愧的补血圣品。

山楂

山楂含大量碳水化合物、维生素及钙、磷、铁等多种人体所需的营养元素，月子里吃山楂可以起到散瘀消积、化痰解毒、提神清脑、止血清胃和增进食欲的作用，还能降低血压及血胆固醇的含量。新妈妈分娩后适当吃些山楂，能够增进食欲、帮助消化，还能排出子宫内的瘀血，减轻腹痛。

让产后抑郁
离新妈妈远点

迎接新生命的到来，对每一个女人来说都是幸福的。然而，伴随着小宝宝的降生，一些不为人知的烦恼也会不期而至，新妈妈的生活发生了前所未有的变化。很多新妈妈一时难以接受，从而产生了抑郁情绪，进而影响到泌乳和自身的恢复。因此，新妈妈一定要学会自我调整，时刻保持乐观的情绪。

"产后抑郁" 自我测试

产后抑郁的表现与一般抑郁症状有很多的不同，新妈妈们不妨做一下下面的测试，看看近2周内，自己是否有以下的表现或感受：

（　）食欲大增或大减，体重增减变化也很大
（　）经常莫名其妙地对丈夫或宝宝发火，完了又有负罪感，可是不久又会发火，如此反复
（　）有几天白天情绪低落，晚上又情绪高涨
（　）睡眠不佳或者整夜整夜的失眠，但是在白天常常昏昏欲睡
（　）思想不能集中，常常不知道自己说了些什么
（　）几乎对所有的事物都失去了兴趣，感觉到生活无趣无味，活着等于受罪
（　）对任何事都缺乏自信，常常不由自主地自责，有明显的自卑感
（　）感到精神焦虑不安，常为一点儿小事大发脾气，或者有时好几天不想说话、吃东西
（　）曾有自杀或伤害宝宝的意念或企图

结果分析：

第一种：如果你的肯定回答只有1个"是"，就表示只是暂时的情绪低落，只要适时调整，很快就能摆脱坏心情的困扰。

第二种：如果你的肯定回答有2~4个，那你就要警惕了，虽然还没有患上产后抑郁，但是不良情绪的累积，很可能会导致产后抑郁，所以要及时释放这些不良情绪。

第三种：如果你的肯定回答有5个或5个以上，而且这种状态持续了2周时间，那么你就有可能患上产后抑郁了，需要及时治疗。

"产后抑郁" 危害很大

在月子期间，新妈妈可是整个家庭中当之无愧的"主角"：家里人都为新妈妈的身体恢复忙活着；小宝宝把妈妈当作自己的全部。可是一旦"主角"抑郁了，那么整个月子也就跟着蒙上了一层阴霾。

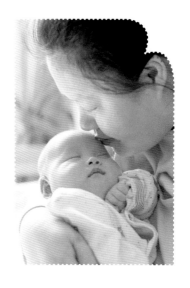

影响家庭和睦关系

有些新妈妈在生完宝宝后，情绪发生了很大的变化。大家都开开心心地为她提供各种帮助与贴心的服侍，可是有的新妈妈毫无感觉，让家里人觉得所有的用心似乎都白费了。还有的新妈妈甚至"高声"发怒或者无缘无故地哭泣、埋怨，将自己以及家人的精神都折磨到崩溃的边缘。人们常说：理不伤人话伤人。同样的一个意思用伤人的话语讲出来，常常会使家人恼怒却不能发出来，进而使得家庭关系紧张。

妈妈的心情会传染给宝宝

十月怀胎，让妈妈与宝宝心意相连，可以说宝宝是这个世界上最了解妈妈的人。虽然已经离开妈妈的子宫，但是宝宝对妈妈的感觉仍然是十分敏感的。如果妈妈有紧张、疑虑、内疚、恐惧等不良情绪，一定会传染给宝宝，会给宝宝带来不安的感觉，影响宝宝的健康成长。

不利于新妈妈自身的恢复

新妈妈产后身体十分虚弱，如果抑郁了，就会表现出各种不良情绪，这些情绪会影响到身体的恢复。俗话说"怒伤肝，恐伤肾，悲伤心"，可见不良情绪对身体的伤害有多大。严重的可能还会导致产后癫狂症，这对新妈妈的健康影响会更大。

新妈妈生气会影响对宝宝的哺乳

新妈妈抑郁了，会影响到乳汁的分泌：一是回奶，没有了对于宝宝弥足珍贵的母乳，可能会使得宝宝抵抗力减弱。还有一个可能是分泌含有毒素的母乳。新妈妈如果生气时给宝宝喂奶，就会导致宝宝抗病能力下降，轻者容易长疮、疹毒，重者还可能会发生一些感染性疾病。

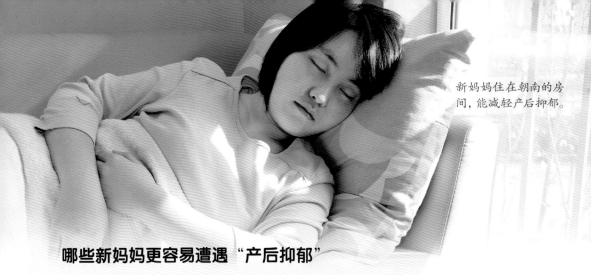

新妈妈住在朝南的房间，能减轻产后抑郁。

哪些新妈妈更容易遭遇"产后抑郁"

新妈妈们产后或多或少都会有些忧郁的情绪，但不是每位产后有忧郁情绪的新妈妈都会发展成产后抑郁。那么，哪些新妈妈容易产后抑郁呢？

没有准备好的新妈妈

作为一个新手妈妈，产前的功课做得越足，越不容易产后抑郁。那些平时对自己疏于照顾，凡事都靠父母打理，生活上缺乏条理的女性，在宝宝降生后会越发手忙脚乱，容易产生不良情绪。

处于家庭关系紧张中的新妈妈

孕妈妈妊娠与分娩的这段时间里，是家庭变故的高发期，性生活的缺失，激素水平的变化，令孕妈妈的情绪容易波动。如果再有其他因素的影响，家庭矛盾发生的可能性较大。在这种情况下，新妈妈遭遇情绪抑郁的概率将会大大增加。

性格内向、敏感的新妈妈

这样的新妈妈比较内向，有事习惯藏在心里。一旦遇到不如意的事，情绪可能会出现较大的波动。所以比较容易产生产后抑郁。

常常失眠的新妈妈

失眠是抑郁症的常见症状之一，如果顽固性失眠得不到合适的治疗，也容易导致抑郁症。新妈妈在月子里因为作息规律被打乱，很有可能会出现失眠的现象。如果新妈妈生产前也有失眠，那么生产之后症状就会加重，产后抑郁的可能性也会大大增加。

"尽信书"的新妈妈

我们常说"尽信书不如无书"，道理大家都懂，但是有些新妈妈常常不自觉地对照书本观察自身和宝宝。特别是对宝宝，这类妈妈常常会过度关注，一旦宝宝出现什么异常，就会拿出书来对照，害怕宝宝有什么问题。这样做会使自己处于紧张和焦虑中，如果不能及时排解，可能会导致产后抑郁。

为什么有些新妈妈产后爱发脾气

坐月子的时候，很多新妈妈就发现自己变得"任性"了，特别是情绪不能控制，总是忍不住要发脾气。这当然是有缘由的，但是如果调整不好，新妈妈很容易诱发产后抑郁。

社会角色发生变化

从一个天真烂漫、备受宠爱的少女，变为一个需要哺育宝宝的妈妈，生产对于女性而言，可以说是人生最重大的一次角色转变。许多新妈妈不能适应，特别是在怀孕过程中给自己心理压力过大。还有一些生活比较单纯的妈妈，平时觉得自己还是个孩子，怎么现在变成一个照顾孩子的妈妈了？这种改变一时之间接受不了，新妈妈就会寻找一个方式发泄出来，于是就变得爱生气、爱发脾气了。

休息时常常被打搅

大家应该都有这样的经历，正在专心做某事或者睡得正舒服，突然被中断，这时被打搅的心情可想而知。在月子期间，新妈妈产后十分虚弱，特别需要休息，可是时不时地来个访客，宝宝一会儿要吃了，一会儿要换尿片了，一会儿又不知什么原因哭了。新妈妈总是不能休息好，或者总是被打断休息，脾气当然好不到哪儿去。

工作和生活的压力

有些新妈妈因为怀孕与分娩，可能会错失职场上升的机会，甚至会丢掉工作，加之因为宝宝的诞生，经济支出增加，会无形中给年轻妈妈增加焦虑。

激素水平变化也是很重要的原因

在妊娠期间，孕妇体内的雌激素和孕激素水平长时间处于较高水平，而雌激素具有多种神经调节功能，分娩后雌激素水平突然降低，影响了神经调节的功能，有可能导致情绪抑郁。这也是出现产后抑郁最为重要的原因。

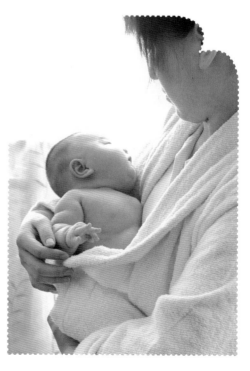

看着宝宝睡得香香的，妈妈的心情自然会愉悦起来。

家人要多多理解

分娩后的新妈妈常常会焦虑、烦躁,甚至对家人可能有过分的语言或行为,严重者可能变成产后抑郁症。这种状态大约有半数以上的新妈妈都会出现。

新爸爸和家人可能认为新妈妈实在娇气、事情多,不理解,甚至会埋怨新妈妈,从而产生家庭矛盾。其实这种反常行为是身体激素变化的结果,并不是新妈妈娇气。

这个阶段的新妈妈比较劳累,产后虚弱的身体、初为人母的忐忑不安、时不时被打断的休息、照顾宝宝的辛苦与无措等,这些都会使得新妈妈无法适应,导致神经比较敏感。因此家人对新妈妈应该体谅、理解,不要说一些可能会让新妈妈多想的话,避免不必要的精神刺激。

家人不光要饮食上体贴地照顾新妈妈,还要维护新妈妈良好的情绪,保持欢乐的气氛,这也是为宝宝创造一个良好家庭环境的重要条件。

家人的关爱是治疗产后抑郁的关键

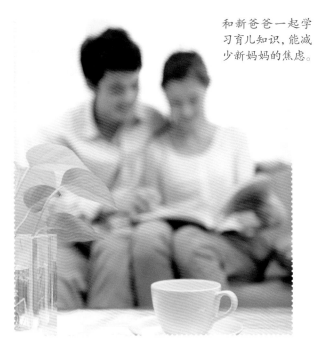

和新爸爸一起学习育儿知识,能减少新妈妈的焦虑。

俗话说"心病还需心药医",抑郁症是典型的"心病"。排解情绪,适当宣泄,合理的心理疏导是缓解与治疗产后抑郁症的重要措施。在产后抑郁的这一段灰色时间里,新爸爸与家人的理解与陪伴无疑是一剂良药。家人要时刻关注新妈妈的情绪变化,在发现新妈妈情绪不好时,要多陪她说说话,解决她的疑惑,或者及时转移新妈妈的注意力,引导新妈妈去想一些开心的事情。

新爸爸要全力伺候好月子

坐月子是新妈妈的特权，所以新爸爸要积极地协助，伺候好月子。新爸爸无微不至的关爱，是新妈妈远离产后抑郁的法宝。

新爸爸要体贴新妈妈

新妈妈在哺乳期内的休息、情绪、营养等都很重要。小宝宝夜里经常会哭闹，新爸爸应帮助照料，让新妈妈能得到充足的休息，避免新妈妈产生委屈情绪。

关于日用品的摆放，新爸爸也要多留心，要便于新妈妈的拿放和使用，而不会因为生活的变化产生不便。甚至每天回家也要先跟新妈妈打招呼，不要让新妈妈觉得有了宝宝以后自己不被重视了。

新爸爸还要常为新妈妈揉揉腰背，轻轻按摩乳房，适时鼓励和赞美，准备温水擦拭吮吸后的乳房，或者帮宝宝换洗尿布。这些事虽小，但会让新妈妈从心里感到温暖。

推掉应酬，承担家务

新爸爸在"月子"里应尽量避免应酬，每天最好早早回家陪新妈妈说说话，积极主动地给小宝宝洗澡、换尿布，并承担其他家务。同时还要分配好家人在月子期间给新妈妈的照顾工作，不要因为家人之间的矛盾，给新妈妈增加心理负担。

做好新妈妈的耳朵与眼睛

在坐月子期间甚至以后的一段时间，新妈妈的生活重心将以宝宝为主，难免会忽略其他的事情，从而导致与外界脱节。这也会使得新妈妈产生焦虑，变得不自信，容易产生自卑感。这时新爸爸要常常讲些外面的事情给新妈妈听，开阔新妈妈的视野，这样新妈妈想事情就会多角度思考，不会钻牛角尖。

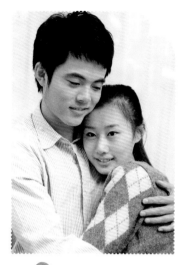

夫妻换位思考，体谅对方

因为家里添了宝宝，新爸爸会感到压力加大，他们会更加努力地工作。这时候新妈妈要理解新爸爸的辛苦与对小家庭的奉献，不要只认为自己"劳苦功高"。而新爸爸也要体谅新妈妈产后的身体变化和哺育孩子的辛苦，应该主动帮助妻子一起照顾孩子。新爸爸和新妈妈要常常沟通交流，不要把不满放在心里，而要为营造有爱的小家庭共同努力。

新妈妈要学会自我解压

要走出产后抑郁的阴影,新妈妈最主要的还是要依靠自身的力量,所以新妈妈必须要调整自己的情绪,学会自我解压。

努力控制情绪

当有什么事情不如意时,新妈妈要努力平复自己的情绪,可以通过默念"冷静""平和"等给自己心理暗示。还可以寻找一些让自己快乐的事,比如看宝宝甜美的笑容,来分散自己的注意力。

多了解一些产后抑郁的知识

有些新妈妈对产后抑郁处于不懂或半懂的状态,不了解产后抑郁的症状与危害,可能会由着自己的不良情绪不断发展,最后导致产后抑郁。如果新妈妈多了解一些这方面的知识,在意识到自己的异常时,就能及时控制自己的情绪,想办法去排解。

尽可能多地运动

新妈妈可以带着愉悦的心情做适量的家务劳动和体育锻炼。这样不仅能够转移注意力,不再将注意力集中在宝宝身上或者烦心的事情上,还可以使体内自动产生快乐"元素",使得自己真正快乐起来。

放下思想包袱

不要过度担忧,要放轻松。家人无意中说的某句话,不要老是放在心上,要从有利于自己的角度去想。不要强迫自己做不愿意做或者会使自己心烦的事情,把这些事情交给家人去处理。把你的感受和想法及时告诉家人,尤其是新爸爸,让他们明白你的顾虑是什么,让大家与你共同承担。这样,你就会渐渐恢复信心,愉快地面对生活。

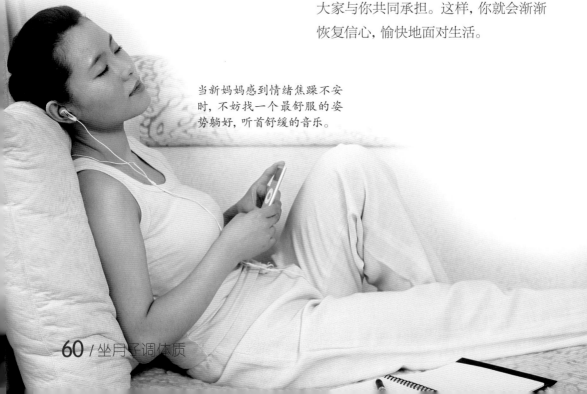

当新妈妈感到情绪焦躁不安时,不妨找一个最舒服的姿势躺好,听首舒缓的音乐。

走出"产后抑郁"，还可以选择中医调理

产后抑郁并不是现代人的专利，这只是现代医学的一种叫法而已。早在我国古代就有许多关于产后抑郁的记载，比如"产后不语""产后惊悸恍惚"等，都属于现代产后抑郁的范畴。

按照中医的观点，抑郁就是心血亏、神不足的表现。心是君主之官，它的功能是主血、藏神，一个人精神或神志的好坏都源于这里。新妈妈产后正是心血亏虚的时候，这时候神志的表现就是心神恍惚、精神不定，久而久之就会出现情绪异常。即血不养心、神明失守，应该用补血、补心气、安神镇静的药物来调理。

其实关于产后抑郁，新妈妈们还可以从饮食上进行有效的预防和缓解。所以新妈妈不妨多吃一点抗抑郁的食物，比如香蕉、花生、瓜子、全麦面包、核桃、新鲜绿叶蔬菜、海产品、蘑菇及动物肝脏等。

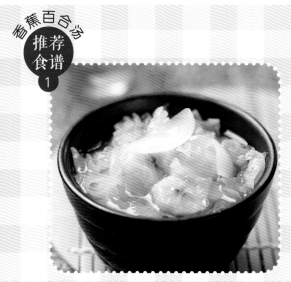

推荐食谱1 香蕉百合汤

原料： 银耳5克，鲜百合30克，香蕉1根，冰糖适量。

做法： ❶ 银耳泡发洗净，撕成小朵，放入碗中，加适量水，入蒸锅内隔水蒸30分钟。❷ 新鲜百合剥瓣，洗净；香蕉去皮，切片。❸ 银耳、百合瓣、香蕉片一同放入锅中，加适量水，中火煮10分钟，加冰糖调味即可。

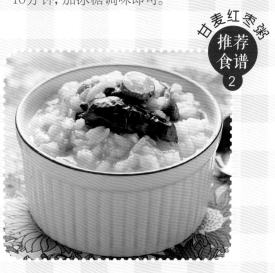

推荐食谱2 甘麦红枣粥

原料： 甘草5克，小麦20克，大米50克，红枣适量。

做法： ❶ 甘草放入锅中，加水煎煮，去渣取汁。❷ 红枣去核洗净；小麦、大米洗净，小麦浸泡2小时，大米浸泡30分钟。❸ 锅中放入小麦、大米和甘草汁，大火烧沸后转小火，熬煮成粥。❹ 待粥熟时，放入红枣，小火继续熬煮至熟烂即可。

坐月子
落下病根怎么办

在坐月子的时候，已经很注意了，可是稍有一点疏忽，新妈妈就会给自己留下很大的麻烦。如果不小心在月子里落下病根怎么办呢？新妈妈也别着急，有一些月子病在100天内还是可以调好的。即使错过这个补救时间，新妈妈也可以通过平时的调理，结合中医治疗，缓解甚至治好月子里落下的病根。

颈背酸痛

一些新妈妈因给宝宝喂奶姿势不当，常常感到颈背有些酸痛，而且随着喂奶时间的延长，症状越来越明显，这就是哺乳性颈背酸痛症。

还有的新妈妈因为职业的关系，本来就有肩颈方面的问题，加上哺乳的姿势不对或者受凉，更容易出现颈背酸痛。

要改善颈背酸痛，新妈妈们首先要纠正自己的不良姿势和习惯。避免长时间低头哺乳，在给宝宝喂奶的过程中，可以间断性地做头往后仰、颈向左右转动的动作；夜间不要习惯于单侧睡觉和哺乳，以减少颈背肌肉、韧带的紧张与疲劳，平时注意适当的锻炼或活动。

另外，还要注意颈背部的保暖，夏天避免电风扇直接吹头部。同时，还可进行自我按摩，以改善颈背部血液循环。当然饮食上的调养也很必要，尽量避开生冷、辛辣刺激的食物。

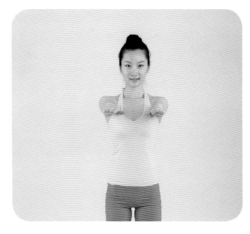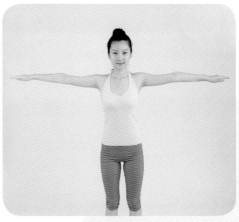

每天花 1~2 分钟做几次扩胸运动，能预防颈背酸痛，还能
预防乳房下垂。

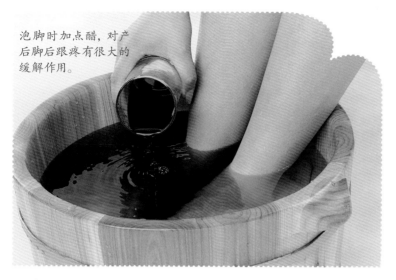

泡脚时加点醋，对产后脚后跟疼有很大的缓解作用。

腰疼、脚后跟疼

在坐月子的时候，婆婆妈妈们常常会这样叮嘱新妈妈："别老坐着，以后腰疼可有的你苦头吃了。"确实如此，新妈妈在月子里如果时常坐着，或者哺乳、给宝宝换尿布衣服时常常弯腰，真有可能会落下腰疼的月子病。

肾气虚弱或受寒会引起腰脚疼

一般肾气虚弱在月子里能调理好，但是寒气入侵就不一定了。新妈妈生产后身体极度虚弱，寒气非常容易侵入体内，一旦有寒气进入，再驱寒就要花费一番力气了。同样，月子里不穿带脚后跟的鞋，脚后跟沾了寒气，也就可能会引起疼痛。

其实腰疼和脚后跟疼是产后新妈妈月子病中十分常见的两种病症，甚至常常相伴出现。如果在月子里没能调理好，那么就抓紧时间在百日内进行补救吧。

垫个靠枕保护腰背

平时尽量把东西放在高处，避免拿东西时弯腰。哺乳时，一定要找个让自己舒服的姿势，特别是坐着时，背后腰部最好垫个靠枕。哺乳时穿的衣服都比较宽松，不足以保护腰腹部不受寒，我们可以将不穿的秋衣剪下一圈，贴身套在腰腹部，这样既保暖，又不会太紧，还不影响哺乳。

必须甩掉高跟鞋

最起码在半年内不要穿高跟鞋了，也不要老是躺在床上，要有适当的运动。运动能促进气血循环，有助于缓解关节疼痛。还可以结合中医治疗，比如穴位按摩、针灸等，这些方法的疗效也很明显。另外，红外线局部照射也有一定的效果。

手腕疼痛

新妈妈产后抱宝宝的姿势不对，或做家务，使手腕过于疲劳，或者过度使用电脑、手机，就会造成手腕疼痛。如果出现这种疼痛，就须改变一下自己的用手习惯。特别是偏瘦的新妈妈，最容易出现手腕疼痛。

正确抱宝宝

新妈妈要减少每天抱宝宝的次数和时间，或者经常变换抱宝宝的姿势。尽量不要单手抱，不要过分依赖自己的手腕力量，让宝宝靠近自己的身体，达到借力的目的。

让自己的手腕多休息

新妈妈要少做家务，或做家务时减少长时间使用手腕力量的动作。哪怕事情做得慢一些，也要做一段时间休息一下，避免大拇指、手腕过度劳累。手机和电脑必须少玩，这些都不利于手腕酸疼的恢复。

热敷

可以用热毛巾敷手腕，以增强血液循环，缓解疼痛。

如果调整了一段时间之后，手腕仍然不舒服，就应及时咨询医生。看是否是肌腱炎，如果是就需要在医生的指导下进行治疗。

头痛

新妈妈在月子里经常生气，或者吹风着凉了，还有休息不好，都有可能引起头痛。这也属于产后风湿的一种，需要及时治疗，越早越好，100天内是最好的机会。

已经发生头痛的，一定要防止感冒，注意睡眠休息，不要用冷水，不能劳累，更要保持心情愉快，消除烦恼忧伤。最好用纯中药治疗，副作用小些。下面推荐一道食谱，平时可以在家进行食疗。

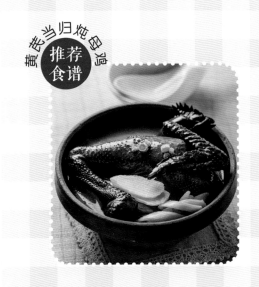

黄芪当归炖母鸡

推荐食谱

原料： 黄芪10克，当归5克，母鸡1只，生姜、料酒、盐各适量。

做法： ❶ 母鸡宰后去内脏，洗净切块；❷ 黄芪、当归放入鸡腹内，将母鸡放炖盅内，加入适量配料及水，放锅内隔水用大火烧沸，转用小火炖透。

失眠

　　很多新妈妈都有这样的烦恼，那就是自从生了宝宝后就再也没睡过好觉。作息习惯被破坏而带来的生物钟紊乱，给新妈妈带来很大的痛苦。

　　改善失眠，新妈妈首先要调整好自己的心情，和家人朋友多沟通，将负面情绪释放出去，减轻压力。有时间也可以进行一些运动，适当增加疲劳感，对入眠也有帮助。睡前用热水泡泡脚，喝杯热牛奶或蜂蜜水，不要胡思乱想，听一些曲调轻柔、节奏舒缓的音乐，都有助于入眠。

　　新妈妈还可以从饮食上进行调理，多吃一些具有养血安神作用的食物，如小米、百合、小麦、猪心、牛奶等，避免饮用咖啡、茶这些让人兴奋的食物。

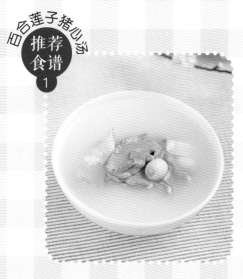

百合莲子猪心汤

推荐食谱 1

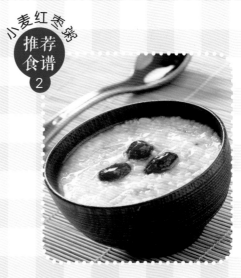

小麦红枣粥

推荐食谱 2

原料： 干百合25克，莲子20克，猪心1个，盐适量。

做法： ❶ 莲子用温水浸泡1小时；干百合用清水浸泡30分钟后洗净。❷ 猪心切片，用开水氽3分钟，去血水，捞出洗净。❸ 猪心和莲子放入砂锅中，加适量水，大火煮沸转小火煲1小时。❹ 接着加入百合，再煮30分钟，加盐调味即可。

原料： 小麦50克，粳米100克，红枣5颗，桂圆15克，红糖适量。

做法： ❶ 将小麦淘洗干净，加热水浸泡。❷ 粳米、红枣洗净。❸ 桂圆肉切成细粒，然后与小麦、粳米、红枣放入锅中，加水一起煮，起锅时调入红糖。

痔疮

坐月子期间,有些新妈妈活动很少,长时间卧床休息,使胃肠功能恢复不全,肠道蠕动速度缓慢;而且月子中的饮食可能会偏于油腻,膳食纤维摄入不够。这些情况非常容易导致便秘,进而诱发痔疮。

如果得了痔疮,新妈妈一定要尽早尽快治疗,否则不光会影响身体健康,还会影响乳汁质量。

多喝水,吃高膳食纤维食物

首先是饮食上要注意。要多喝水,食物不能过于精细,经常吃些高膳食纤维的食物,如各种青菜、根茎类蔬菜、水果及全麦或糙米食物等,多吃这些食物能缓解便秘。还要避开刺激性的食物,如辣椒、蒜、葱、酒、胡椒等,更不能暴饮暴食,这些容易引起肠道功能紊乱,不利于痔疮的好转。

运动促使局部血液循环

适当的运动能帮助胃肠蠕动,促进排便,如提肛运动可以锻炼肛提肌,还可以连续有节奏地做"下蹲—站立—下蹲"的动作,每次只要做一两分钟,就能促使局部血液循环,有利于肛门保健。另外不要穿太紧的内裤,要保持清洁,勤换内裤勤洗澡。

养成定时排便的习惯

如果想大便千万别忍着,一定要及时排便。如果便秘严重,不妨服用泻药,这个对哺乳是没有影响的,但是开塞露不能常用。

腹部按摩预防痔疮

仰卧,按摩腹部,以肚脐为中心。逆时针环旋,缓慢按摩5分钟,再用手掌从下腹向上边震颤边推动,缓慢地推移至肚脐为止。

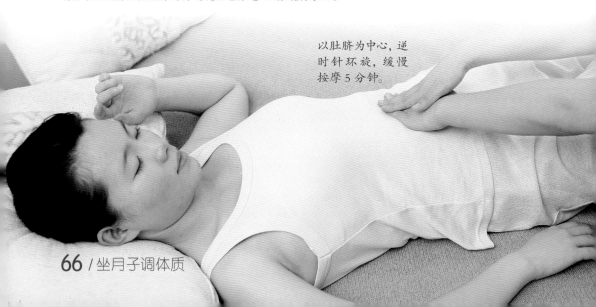

以肚脐为中心,逆时针环旋,缓慢按摩5分钟。

眼睛疼

坐月子时，新妈妈们除了照顾宝宝外，极少有什么娱乐，于是有些新妈妈会选择看书、看电视或上网来打发时间，时间一长，就会导致用眼过度。还有在月子里经常哭泣，眼睛会提早老化，有时会演变为眼睛酸痛或白内障的起因。

一有眼睛疼的症状，一定要及时纠正自己的用眼习惯，否则可能还会出现视物不清的现象。

首先要调整膳食结构，多补充维生素 A、维生素 C，多吃胡萝卜、水果、海产品等，忌食刺激性和太甜的食物。其次是不要长时间用眼，还要注意用眼卫生，不要用手揉眼睛，保证充分的休息。另外还可以配合一些按摩手法，缓解用眼疲劳。

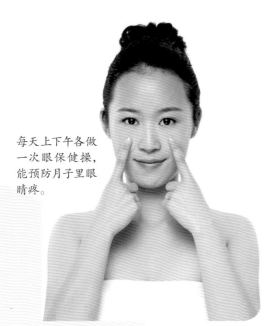

每天上下午各做一次眼保健操，能预防月子里眼睛疼。

妇科炎症

分娩时，新妈妈产道完全打开，细菌很可能会进入产道，甚至是宫颈内。而产后新妈妈身体免疫力明显下降，月子里若没得到精心护理，就会诱发盆腔炎、子宫内膜炎、阴道炎等妇科炎症。这些妇科炎症带来的危害都很大，一旦出现，新妈妈要及时治疗。

自己别乱用药

即使得了妇科炎症，新妈妈也不要有什么心理负担，因为几乎所有的妇科疾病都可以通过检查查出来。但是千万别自己乱用药，特别是需要哺乳的新妈妈。须到正规医院做全面的检查（如产后第 42 天的检查），在医生的指导下正确用药。以后还要定期复查，完成治疗的全部疗程，切忌半途而废。

养成良好的卫生习惯

清洁时用温开水，水宜温不宜烫，以免损害下身皮肤。每日换洗内裤，自己的内裤需单独清洗，最好不要反面撑开晾晒，以防被外面的灰尘污染。毛巾、衣裤、盆具等可用煮沸法消毒，不要穿化纤及太紧的内裤。便前、便后都要洗手等。

饮食清淡

多吃一些富含维生素的食品，像羊肉和辛辣食品，都要少吃，否则会加重瘙痒症状。同时要保持心情愉悦。还可以适当做一些运动，以增强体魄。

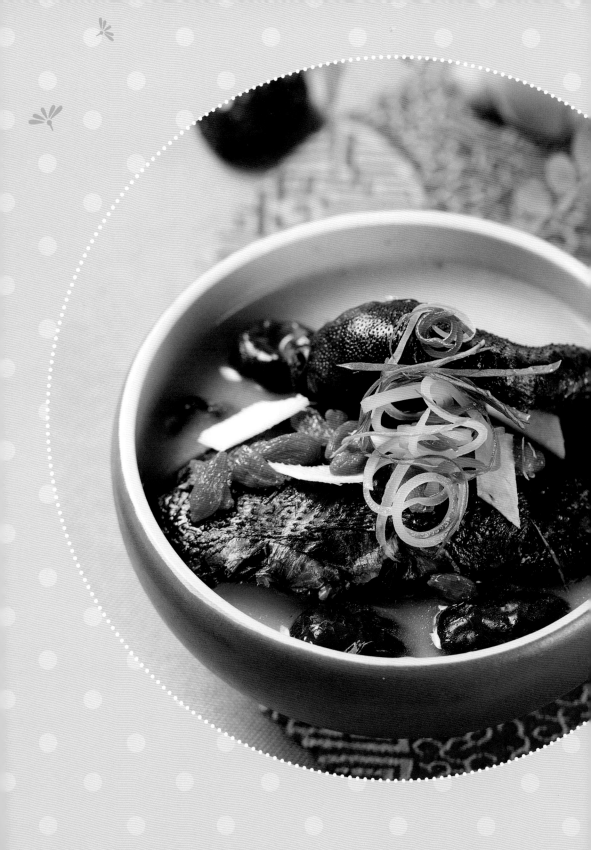

第2章

一天一道月子餐，一人吃两人补

产后新妈妈通常都很虚弱，还要承担哺乳宝宝的责任，所以饮食上一定要好好调养，注意补充一些富含铁、钙以及优质蛋白质的食物，帮助新妈妈分泌乳汁。但是月子里能吃什么、不能吃什么，每个阶段又该吃什么，都是很有讲究的。新妈妈一定要根据自己的体质、宝宝的需求，科学合理地选择月子餐，不能偏食、挑食，更不能盲目忌口。

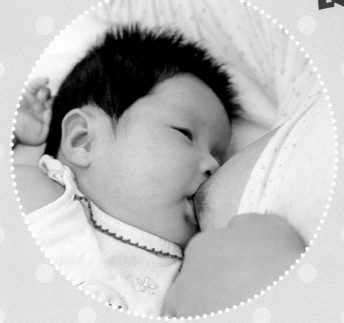

黄芪羊肉汤能够补充体力，
有利于产后恢复，
同时还有安神、
快速消除疲劳的功效，
对于防止产后恶露不尽也有一定作用。

生产当天

顺产新妈妈

补充体力

安神消疲劳

黄芪羊肉汤

原料
羊肉 200 克
黄芪 15 克
红枣 8 颗

调料
红糖
姜片
盐

这么做 补元气

① 将羊肉洗净，切成小块，放在沸水中略煮，去掉血沫，捞出；红枣洗净。

② 将羊肉块、黄芪、红枣、姜片一同放入锅内，加清水，以大火煮沸，转小火慢炖至羊肉软烂。

③ 出锅前加入盐调味即可。

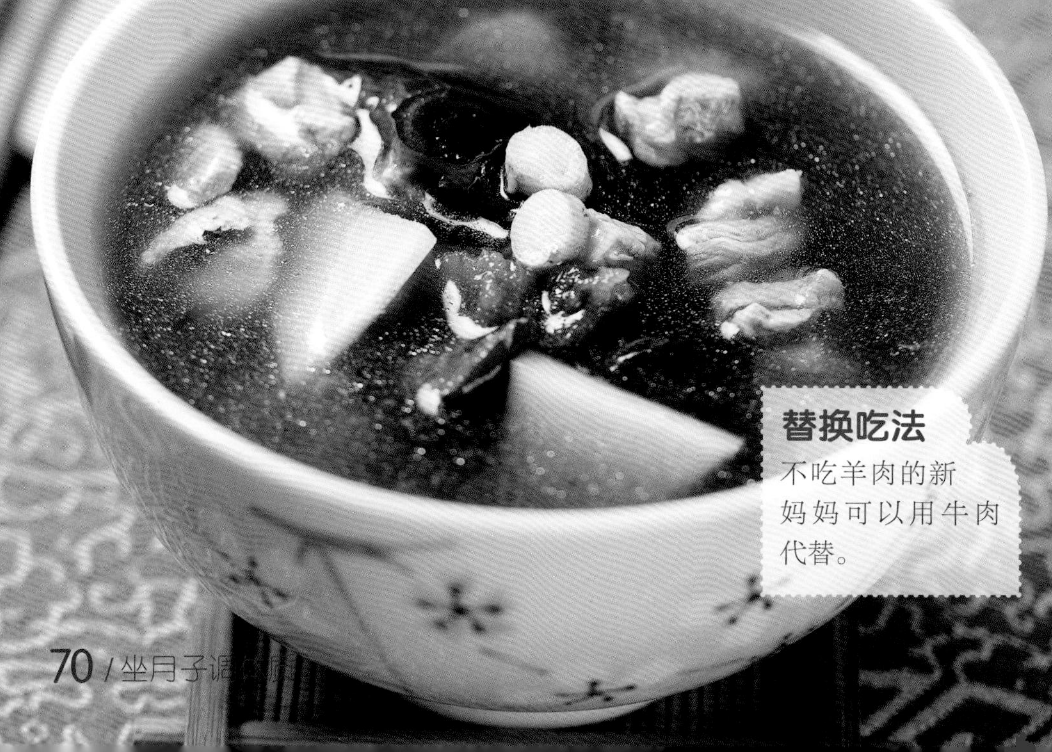

小火慢炖，羊肉的鲜香与黄芪的药性已经完全融到汤中，新妈妈喝汤也能得到滋补。

替换吃法
不吃羊肉的新妈妈可以用牛肉代替。

白萝卜富含B族维生素和
钾、镁等矿物质，
可促进胃肠蠕动，
有助于体内废物的排除。
剖宫产新妈妈在手术完成6小时后，
服用萝卜汤，
能增强肠蠕动，促进排气。

生产当天

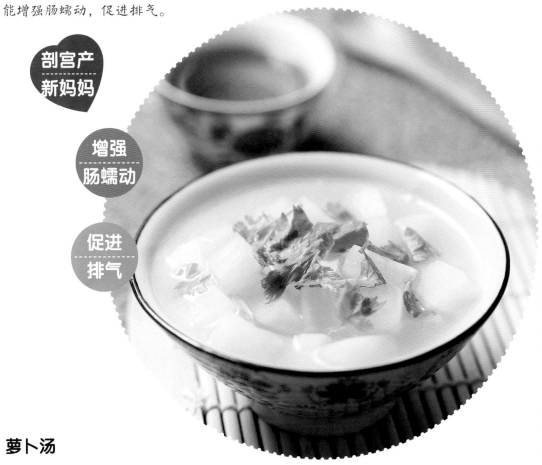

剖宫产
新妈妈

增强
肠蠕动

促进
排气

萝卜汤

原料
白萝卜1个

调料
香菜

这么做 补元气

❶ 白萝卜洗净去皮切块；香菜洗净切小段。

❷ 适量水和萝卜块一起下锅，煮开后调至小火，熬至筷子可穿透萝卜即可，调味后关火。

❸ 出锅前撒上香菜即可。

替换吃法

陈皮具有理气宽中的功效，用陈皮泡水饮用，也可以帮助新妈妈排出肠道中的积气。

第2天

生化汤粥具有活血散寒的功效，可缓解产后血瘀腹痛、恶露不尽，对于脸色青白、四肢不温的虚弱新妈妈，有很好的调养温补功效。但气虚血少所致的恶露不尽者忌用。

生化汤粥

原料

当归 15 克

桃仁 15 克

川芎 6 克

黑姜 10 克

甘草 3 克

大米 50 克

调料

红糖

这么做 排瘀血

❶ 大米淘洗干净，用水浸泡 30 分钟。

❷ 将当归、桃仁、川芎、黑姜、甘草和水以 1:10 的比例小火煎煮 30 分钟，去渣取汁。

❸ 将大米放入锅内，加入煎煮好的药汁和适量水，熬煮成粥，调入红糖即可。

温馨提示

服用生化汤粥，最多不要超过 2 周，否则不利于子宫内膜新生，反而造成出血不止。

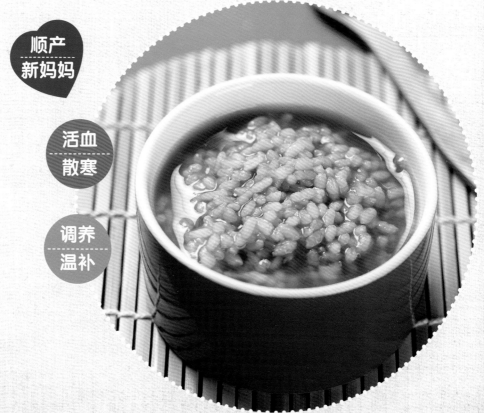

顺产
新妈妈

活血
散寒

调养
温补

枸杞子有益肝补肾、滋阴补气的功效，
红枣有益气补血、健脾和胃的功效。
两者同煮成粥可补血益气、健脾和胃，
适用于女性产后气血不足、
脾胃虚弱、失眠、恶露不尽。

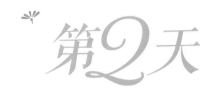

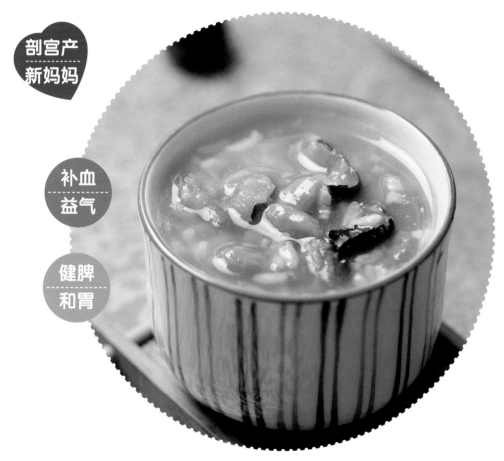

剖宫产
新妈妈

补血
益气

健脾
和胃

枸杞子红枣粥

原料

枸杞子 10 克

红枣 10 颗

大米 30 克

调料

红糖

这么做 补气血

❶ 枸杞子洗净，除去杂质；红枣洗净，除去核；大米淘净。

❷ 将枸杞子、红枣和大米放入锅中，加适量水，大火烧沸。

❸ 转小火慢炖 30 分钟，加入红糖调匀即可。

温馨提示

枸杞子极易泛油、发霉、虫蛀和变色，可将枸杞子置于冰箱 0~4℃冷藏保存。

第3天

蛤蜊含有蛋白质、脂肪、铁、钙、磷、碘等，可以帮助新妈妈抗压舒眠；豆腐中含有丰富的优质植物蛋白。二者结合，营养更充足。

蛤蜊豆腐汤

原料

蛤蜊 250 克
豆腐 100 克

调料

姜片
盐

这么做（助睡眠）

❶ 在水中滴入适量香油，放入蛤蜊，让蛤蜊彻底吐净泥沙，冲洗干净；豆腐切成小丁。

❷ 锅中放水和姜片煮沸，把蛤蜊和豆腐丁一同放入。

❸ 转中火继续煮，蛤蜊张开壳，豆腐熟透后即可关火，出锅时撒上盐即可。

温馨提示

选购蛤蜊时，可拿起轻敲，若声音较沉闷，则蛤蜊是死的；若声音较清脆，则蛤蜊是活的。

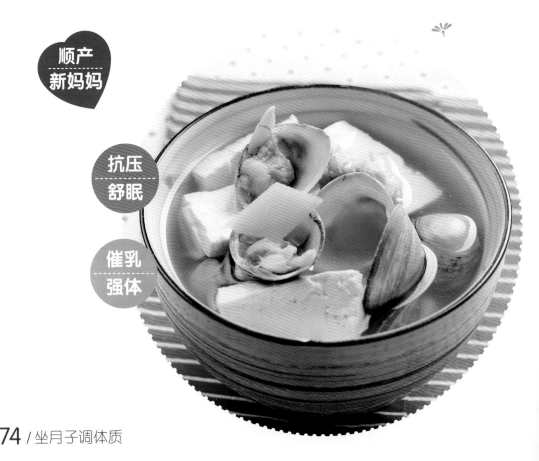

顺产
新妈妈

抗压
舒眠

催乳
强体

当归有补血调经、活血止痛、润肠通便的作用；
羊肉暖中补虚。
当归生姜羊肉煲有补气养血，
温中暖肾的作用，
有利于缓解产后新妈妈因阳虚失温所引起的腹痛。

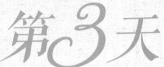

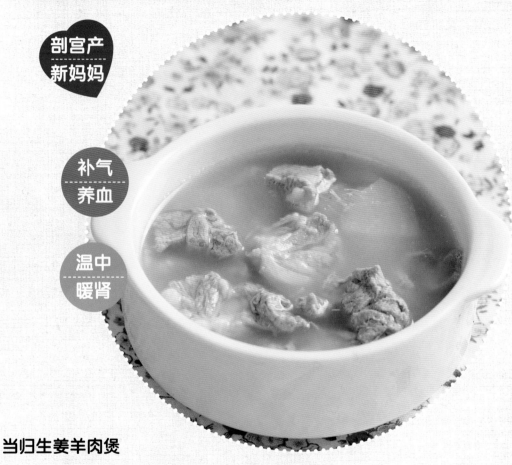

剖宫产
新妈妈

补气
养血

温中
暖肾

当归生姜羊肉煲

原料

羊肉 500 克
当归 2 克
生姜 30 克

调料

盐
料酒

这么做 补气血

❶ 羊肉洗净、切块，入沸水汆一下，去掉血沫；生姜洗净，切片。

❷ 当归洗净，热水中浸泡 30 分钟，切薄片，浸泡的水不要倒掉。

❸ 将羊肉块放入锅内，加入生姜片、当归、料酒和泡过当归的水，小火煲 2 小时，出锅前加盐调味即可。

温馨提示

羊肉不容易消化，对消化功能还未完全恢复的新妈妈来说，一定要将羊肉完全煮烂再食用。

鹌鹑蛋有补益五脏、益气养血的功效；
西蓝花有利尿通便、补脾和胃的功效。
二者做成的汤品非常滋补，
可益五脏、养气血。

**顺产
新妈妈**

**益五脏
养气血**

**利尿
通便**

西蓝花鹌鹑蛋汤

原料
西蓝花 100 克
鹌鹑蛋 8 个
鲜香菇 3 个
小西红柿 5 个
火腿片适量

调料
盐

这么做 益五脏

❶ 西蓝花切小朵，洗净，焯水；鹌鹑蛋煮熟，去壳；鲜香菇洗净，切片；小西红柿洗净，切块。

❷ 将香菇、小西红柿块放入锅中，加适量水，大火煮沸，转小火再煮 10 分钟。

❸ 放入鹌鹑蛋、西蓝花、火腿片再次煮沸，加盐调味即可。

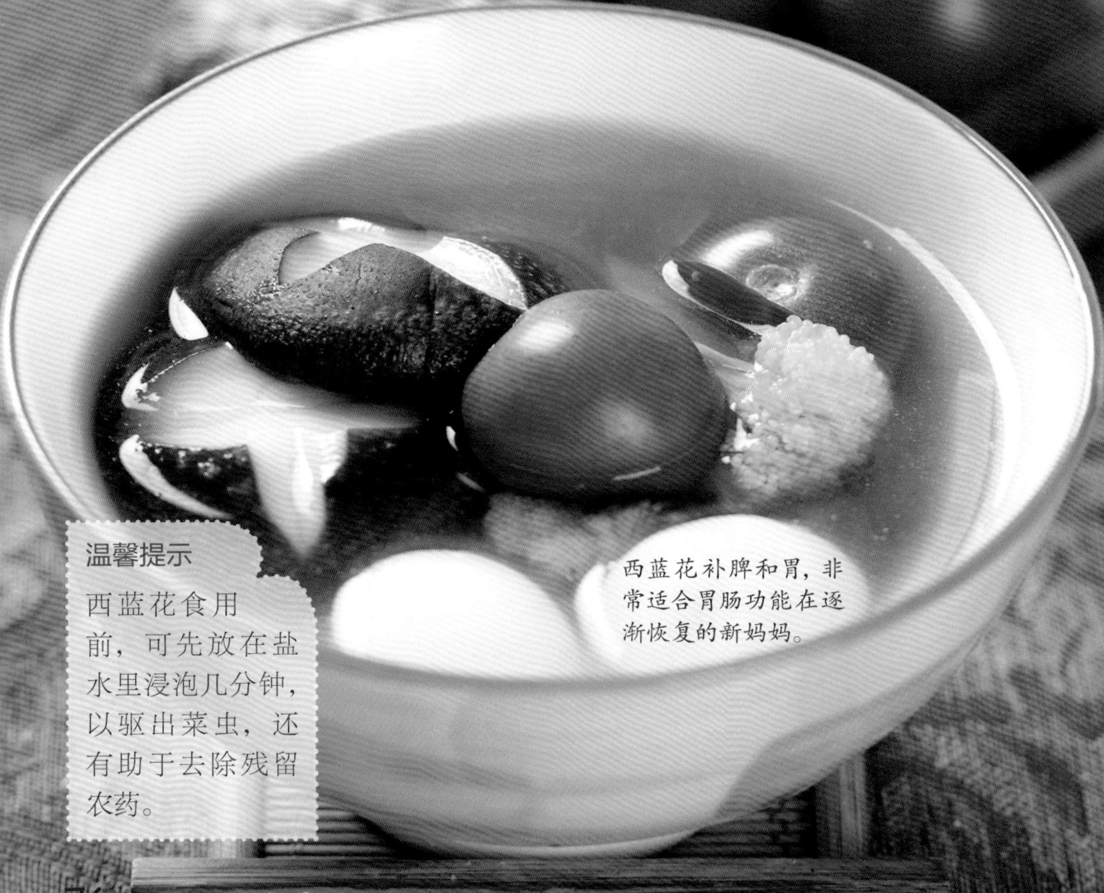

温馨提示
西蓝花食用前，可先放在盐水里浸泡几分钟，以驱出菜虫，还有助于去除残留农药。

西蓝花补脾和胃，非常适合胃肠功能在逐渐恢复的新妈妈。

丝瓜具有通经络、行经血的功效；
鲢鱼有温中益气的作用。
此汤两物相配，
具有生血通乳的作用。

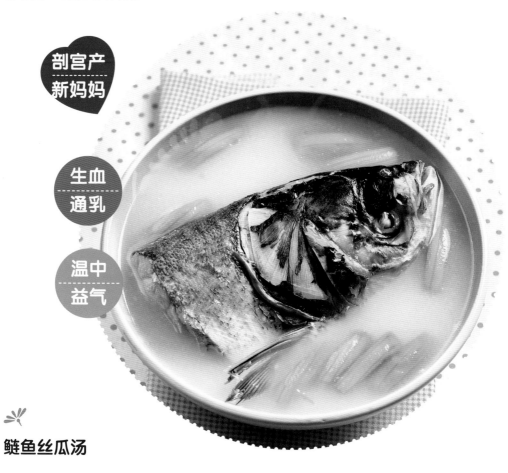

剖宫产
新妈妈

生血
通乳

温中
益气

鲢鱼丝瓜汤

原料

鲢鱼1条
丝瓜100克

调料

姜片
白糖
盐
料酒

这么做 助通乳

❶ 鲢鱼去鳞、去鳃、去内脏，洗净后
备用；丝瓜去皮，洗净，切成约4厘
米长的条。

❷ 鲢鱼入锅，加料酒、白糖、姜片，
放适量水，大火煮沸。转小火慢炖
10分钟后，加入丝瓜条。

❸ 煮至鲢鱼、丝瓜熟透后，拣去姜片，
加盐调味即成。

温馨提示

炖鱼中途
如果需要加水，
最好加开水，
以保证鱼的肉
质鲜嫩，汤品
醇厚。

第5天

干贝冬瓜汤口味极鲜，
且清淡不腥，
有滋阴、补肾、利水的功效。
干贝还具有很好的稳定情绪的作用，
可以帮助新妈妈预防产后抑郁。

干贝冬瓜汤

原料
冬瓜150克
干贝50克

调料
姜末
盐
料酒

这么做 防抑郁

❶ 冬瓜削皮，去子，洗净后切片备用；干贝洗净，浸泡30分钟，去掉老肉。

❷ 干贝放入瓷碗内，加入料酒、姜末、水，水以没过干贝为宜，隔水用大火蒸30分钟。

❸ 将冬瓜片、干贝放入锅内，加水煮15分钟，出锅时加盐调味即可。

温馨提示

鲜美的干贝本身就含有较高盐分，口味淡的新妈妈不必在汤中另外加盐。

顺产
新妈妈

滋阴
补肾

利水
防抑郁

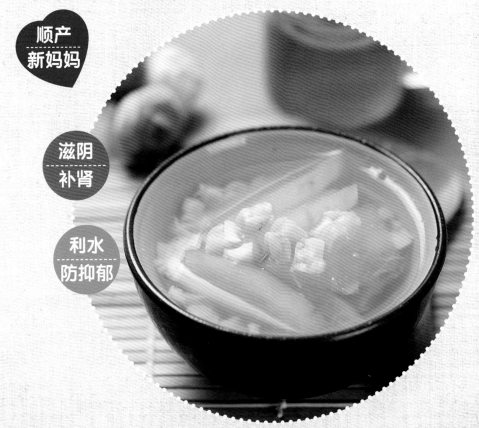

胖头鱼富含磷脂
和改善记忆力的脑垂体后叶素，
新妈妈抓住时机进补，
宝宝会通过乳汁受益。

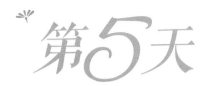

第5天

剖宫产
新妈妈

改善
记忆力

清热
下乳

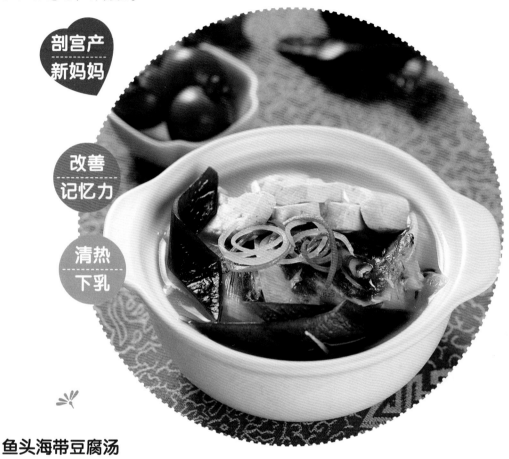

鱼头海带豆腐汤

原料:
胖头鱼鱼头200克
泡发海带片100克
豆腐块100克

调料
姜片
盐
料酒

这么做 强记忆

❶ 鱼头处理干净，将鱼头、姜片、料酒放入锅内，加适量水，大火煮沸后撇去浮沫。

❷ 加盖，改用小火炖至鱼头快熟时，拣去姜片。

❸ 放入豆腐块和海带片，继续用小火炖至豆腐和海带熟透。放入适量盐调味即成。

温馨提示
烹饪此汤时加点醋，可以使海带快速软烂。

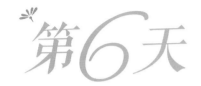

第6天

莴笋性凉，有通乳汁、消水肿等功效；
豆浆性平，能补虚、清热、下乳，
另有降血压、利大肠等功效。
二者同食可补虚、通乳、消肿。

豆浆莴笋汤

原料

莴笋100克
豆浆200毫升

调料

姜片
盐

这么做 补气虚

❶ 莴笋洗净，去皮，切条；莴笋叶切段。

❷ 油锅烧热，入姜片煸炒出香味。

❸ 锅中放入莴笋条、盐，大火炒至微熟。

❹ 拣去姜片，放入莴笋叶，并倒入豆浆，放入盐，煮熟即可。

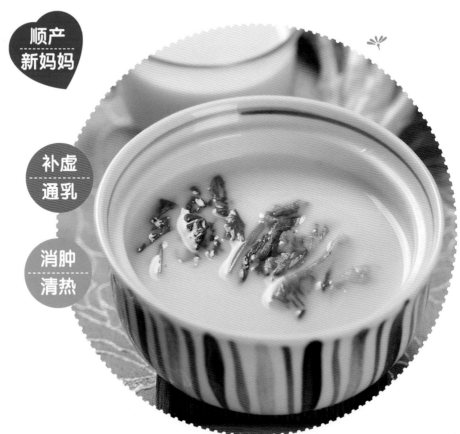

顺产
新妈妈

补虚
通乳

消肿
清热

益母草是一种草本植物，
有生新血、排瘀血的作用；
木耳含有丰富的植物胶原成分，
具有较强的吸附作用，
是新妈妈排除体内毒素的好帮手。

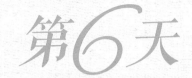

第6天

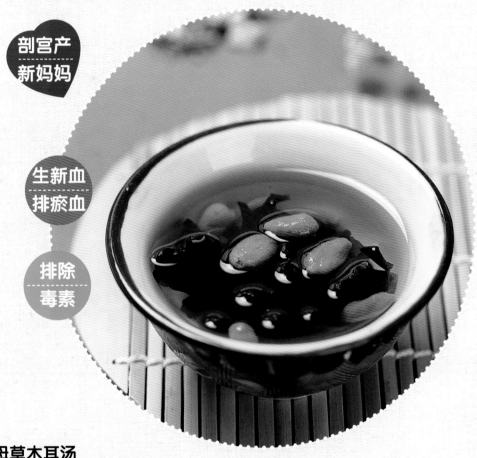

剖宫产
新妈妈

生新血
排瘀血

排除
毒素

益母草木耳汤

原料

益母草10克
枸杞子10克
木耳5克

调料

冰糖

这么做 排瘀血

❶ 益母草洗净后用纱布包好，扎紧口；木耳用水泡发后，去根部，洗净，撕成碎片；枸杞子洗净备用。

❷ 锅中放入益母草药包、木耳、枸杞子，加水用中火煎煮30分钟。

❸ 出锅前取出益母草药包，放入冰糖调味即可。

温馨提示

木耳最好用冷水泡发，这样吃起来口感嫩脆，而用热水发的木耳，吃起来比较绵软。

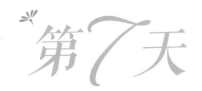

猪肚为补脾胃之要品，
莲子有健脾益气的功效。
此汤品健脾益胃，补虚益气，易于消化，
适宜产后脾胃虚弱、
消化不良的新妈妈食用。

莲子猪肚汤

原料
猪肚150克
莲子30克

调料
淀粉
姜片
盐
料酒

这么做 健脾胃

❶ 莲子洗净去心，用水浸泡30分钟。

❷ 猪肚用淀粉或盐反复揉搓，用水冲洗干净。把猪肚放在沸水中煮一会儿，捞出后将里面的白膜去掉，切段。

❸ 将猪肚、莲子、姜片、料酒一同放入锅内，加水煮沸，撇去锅中的浮沫。

❹ 锅中放盐，转小火继续炖2小时即可。

温馨提示
新鲜的猪肚富有弹性和光泽，白色中略带浅黄色，黏液多，质地坚而厚实。

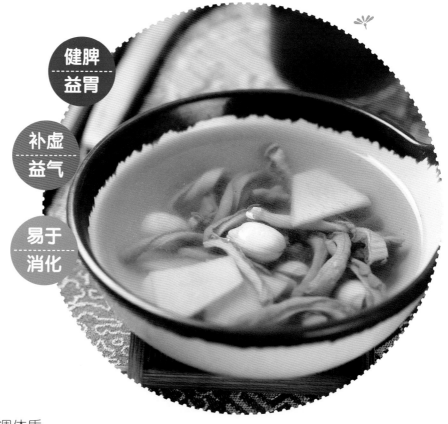

健脾
益胃

补虚
益气

易于
消化

莼菜具有清热、利水、消肿、解毒的功效；
鲤鱼的蛋白质含量高，
可健脾开胃、通乳，
也具有利水、消肿的功效。

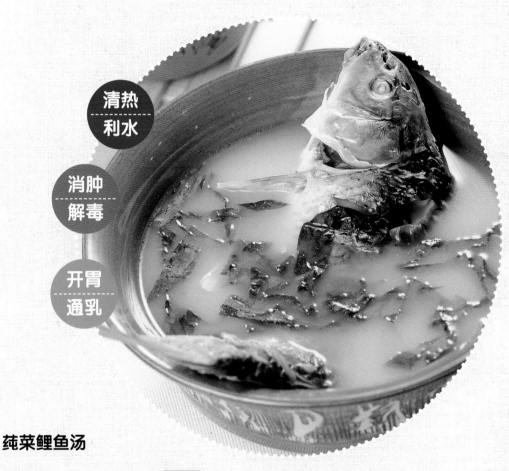

清热
利水

消肿
解毒

开胃
通乳

莼菜鲤鱼汤

原料

鲤鱼1条
莼菜100克

调料

盐
料酒
香油

这么做 消水肿

❶ 莼菜洗净；鲤鱼处理干净，洗净，沥干。

❷ 将鲤鱼、莼菜放入锅内，加水煮沸，去浮沫，再加入料酒，转小火煮20分钟。

❸ 出锅前加盐调味，淋上香油即可。

替换吃法

如果没有莼菜，可以用冬瓜替代，也能够起到消水肿的作用。

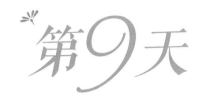

第9天

猪蹄有补血、通乳、健腰膝的功效；
茭白有通乳、利尿、除烦渴、解热毒的功效。
二者同食可通乳汁、补气血。
此汤品适宜产后乳汁缺少的新妈妈，
是传统的催乳佳品。

猪蹄茭白汤

原料

猪蹄200克
茭白50克

调料

姜片
盐
料酒

这么做 助通乳

❶ 猪蹄用沸水氽后，用小镊子拔去毛，并反复冲洗干净；茭白洗净，切片。

❷ 猪蹄放入锅内，加适量水，没过猪蹄即可。锅内放入料酒、姜片，大火煮沸，撇去浮沫。

❸ 转小火将猪蹄炖至酥烂，放入茭白片，再煮5分钟，加盐调味即可。

温馨提示

也可在汤中加通草2~5克，通乳功效更好。

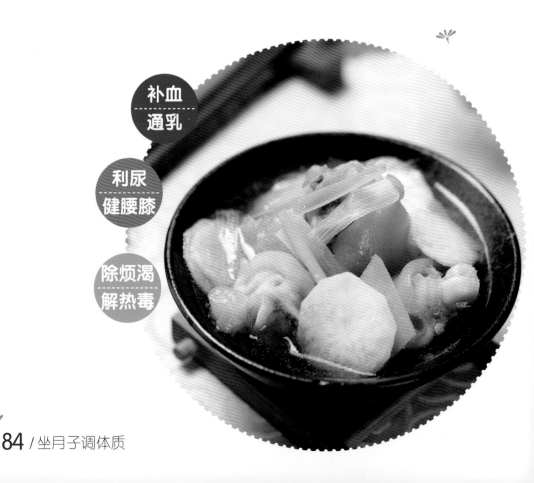

补血
通乳

利尿
健腰膝

除烦渴
解热毒

虾营养丰富，
肉质松软，易消化，
通乳作用较强，
对产后乳汁分泌不畅的新妈妈尤为适宜。

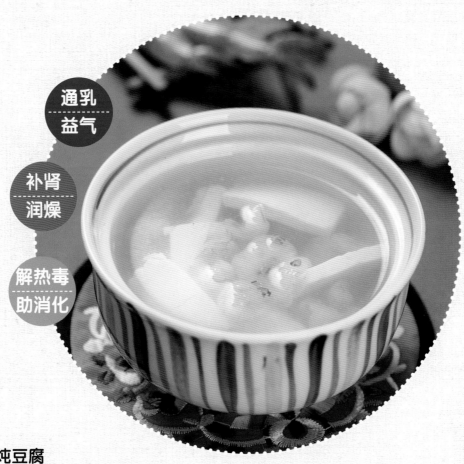

通乳
益气

补肾
润燥

解热毒
助消化

明虾炖豆腐

原料

明虾60克
豆腐100克

调料

姜片
盐

这么做 助通乳

❶ 将虾线挑出，去掉虾头，取虾仁，洗净；豆腐切成小块。

❷ 锅内放水烧沸，将虾仁和豆腐块入水煮一下，盛出。

❸ 锅内加水，放入虾仁、豆腐块和姜片，煮沸后撇去浮沫，转小火炖至虾肉熟透。

❹ 拣去姜片，放入盐调味即可。

温馨提示

挑选明虾时应注意，如果虾头与壳变红、变黑，则不宜购买。

第11天

板栗中含有蛋白质、脂肪、B族维生素等多种营养成分，与小米一起煮粥营养价值更高。此粥补肾益气，安神宁心，可辅助治疗产后失眠。

桂花板栗小米粥

原料

小米60克

板栗50克

糖桂花

这么做 助睡眠

❶ 板栗洗净，加水煮熟，去壳压成泥；小米淘净，浸泡3小时。

❷ 将小米放入锅中，加水适量，小火煮熟成粥。

❸ 加入板栗泥，撒上糖桂花即可。

温馨提示

煮板栗前，可以先在壳上割道口子再煮，这样壳就比较容易剥掉，但一定要先将板栗洗干净再割。

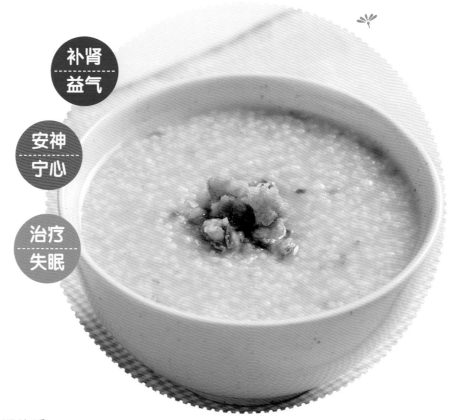

补肾
益气

安神
宁心

治疗
失眠

排骨中富含优质蛋白，营养丰富，
有补虚、生乳、滋阴养血等功效；
芋头含有多种矿物质，
能益脾胃，调中气，化痰散结，
二者同食可益脾胃，通乳汁，养气血。

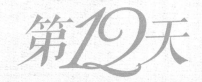

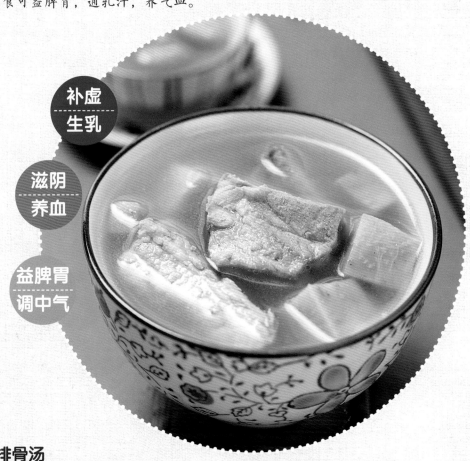

补虚
生乳

滋阴
养血

益脾胃
调中气

芋头排骨汤

原料

排骨250克
芋头150克

调料

料酒
姜片
盐

这么做 补体力

❶ 芋头去皮洗净，切块；排骨洗净，切段，放入热水中氽去血沫后捞出。

❷ 先将排骨、料酒放入锅中，加水，用大火煮沸，转中火焖煮15分钟。

❸ 拣出姜片，加入芋头和盐，小火慢煮45分钟即可。

温馨提示

挑选芋头时，建议选头部较圆、横切面紫红色、纹路密且多的。

第13天

乌鸡汤可滋补肝肾、
益气补血、滋阴清热，
对产后气虚、血虚、脾虚、
肾虚等颇为有效，
还能提升新妈妈乳汁的质量。

姜枣枸杞子乌鸡汤

原料

乌鸡 1 只
红枣 6 颗
枸杞子 10 克

调料

姜末
盐
料酒

这么做 补气血

❶ 乌鸡去内脏，洗净。

❷ 将乌鸡放进温水里加入料酒用大火煮，待水沸后捞出乌鸡，冲洗去浮沫。

❸ 红枣、枸杞子洗净，将两者与姜末一起放入乌鸡腹中，乌鸡放入锅内，加适量水，大火煮沸。

❹ 转小火炖至乌鸡肉熟烂，加盐调味即可。

温馨提示

炖煮时不要用高压锅，使用砂锅小火慢炖最好。

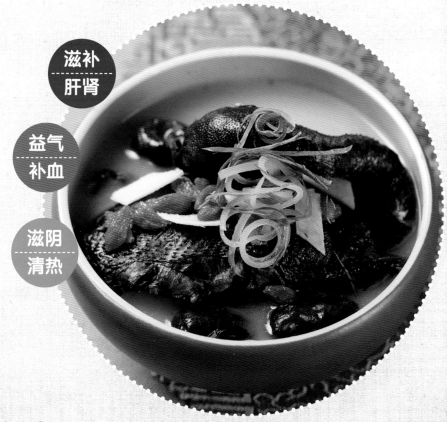

滋补肝肾

益气补血

滋阴清热

山药可以健脾胃、补肺气、益肾精；
芝麻可补肝益肾、润肠通乳，
还含有丰富的不饱和脂肪酸，
产后新妈妈多吃些芝麻，
通过乳汁可以使宝宝吸收到更多的营养成分。

第14天

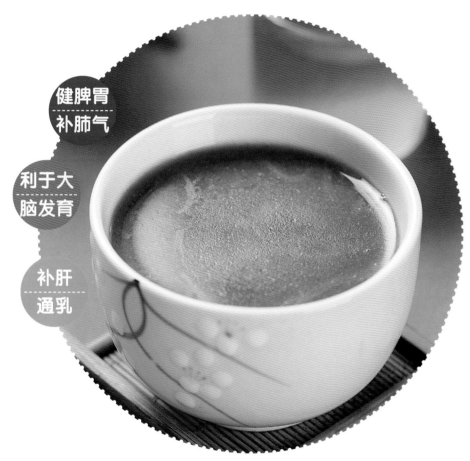

健脾胃
补肺气

利于大
脑发育

补肝
通乳

山药黑芝麻羹

原料

山药粉50克
黑芝麻50克

调料

白糖

这么做 健脾胃

❶ 黑芝麻放入锅内炒香，研成细粉。

❷ 锅内加入适量水，煮沸后将黑芝麻粉和山药粉放入锅内，同时放入白糖，不断搅拌，煮5分钟即可。

温馨提示

炒黑芝麻时一定要用小火，黑芝麻开始跳动后，再过一两分钟就可以了。

第15天

鲫鱼益气健脾、补水消肿，通络下乳，丝瓜也有通乳的功效，而且汤品清淡、热量较低，非常适合产后缺乳和乳汁不通的新妈妈食用。

鲫鱼丝瓜汤

原料

鲫鱼1条

丝瓜30克

调料

姜片

盐

这么做 助通乳

❶ 鲫鱼去鳞、鳃、内脏，洗净，切块；丝瓜去皮，洗净，切段。

❷ 锅中加适量水，将丝瓜段和鲫鱼块一起放入锅中，再放入姜片、盐。

❸ 大火煮沸后转小火慢炖至鱼熟即可。

替换吃法

丝瓜可以替换成干黄花菜或通草，也可以帮助产后新妈妈通乳。

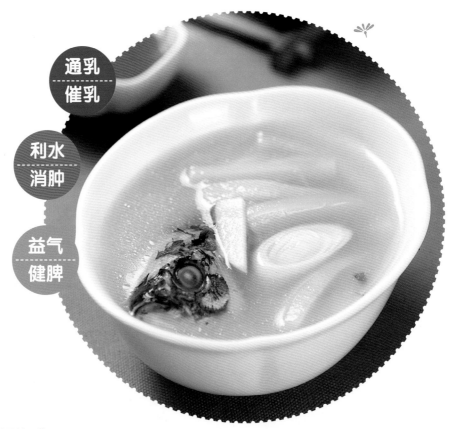

通乳
催乳

利水
消肿

益气
健脾

鲈鱼含有丰富的锌，
具有补肝肾、益脾胃等功效。
木瓜性温，具有消食通乳、清热等功效。
二者同食尤其适合产后食欲缺乏的新妈妈。

补肝肾
益脾胃

消食
通乳

木瓜鲈鱼汤

原料
木瓜150克
鲈鱼1条
火腿30克

调料
姜片
盐

这么做 振食欲

❶ 鲈鱼处理干净，切块；木瓜去皮、核，洗净，切片；火腿切片。

❷ 锅内倒入适量植物油，将鲈鱼块、姜片放入锅中，将鲈鱼两面煎至金黄色，盛起。

❸ 火腿片、木瓜片放入锅中，爆炒5分钟。

❹ 砂锅中加适量水，放入鲈鱼块、木瓜块和火腿片，大火煮沸后，转小火煲20分钟，加盐调味即可。

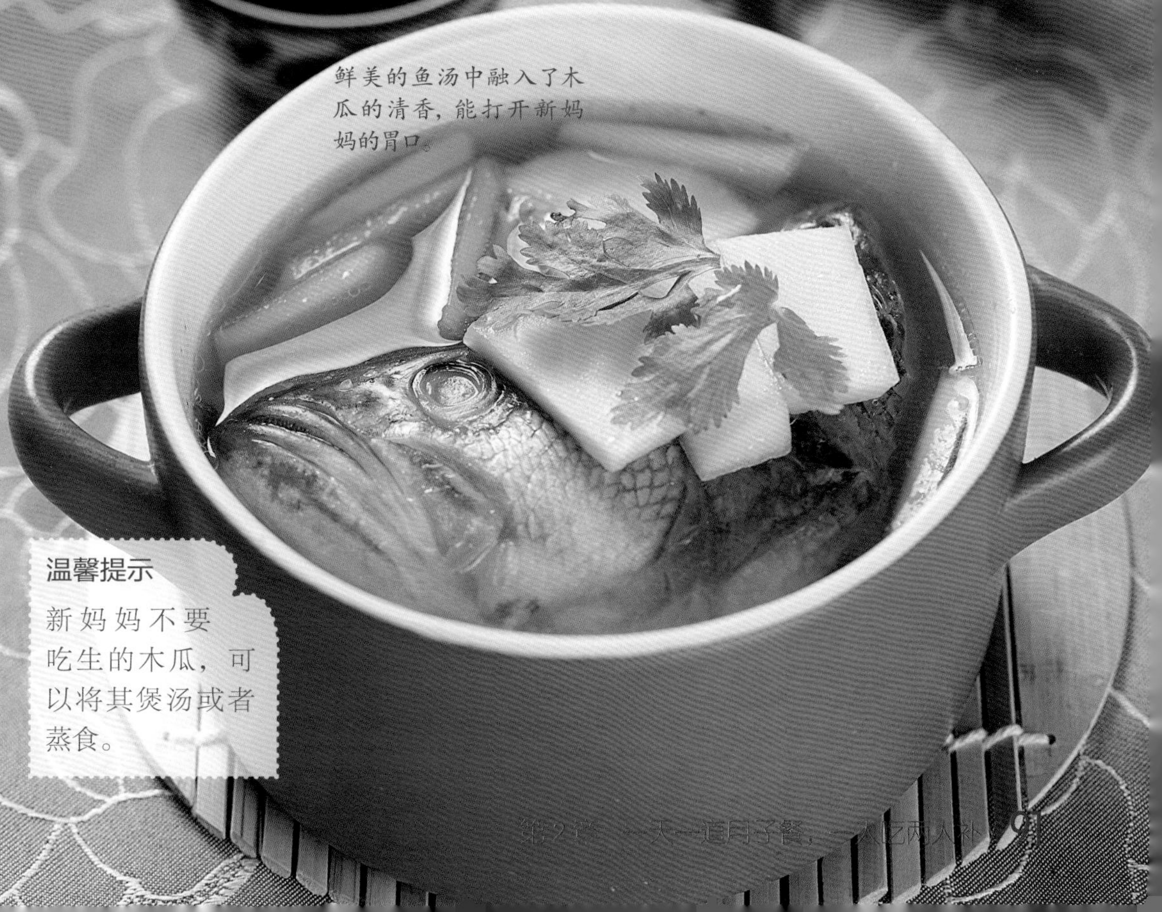

鲜美的鱼汤中融入了木瓜的清香，能打开新妈妈的胃口。

温馨提示
新妈妈不要吃生的木瓜，可以将其煲汤或者蒸食。

第17天

核桃有润肠通便的功效，莲藕含有丰富的丹宁酸，能通过收缩血管而起到止血的作用，对产后红色恶露不尽的新妈妈很有帮助。

核桃仁莲藕汤

原料
核桃仁10克
莲藕150克

调料
红糖

这么做 排瘀血

❶ 莲藕洗净，切片；核桃仁切碎。

❷ 将切碎的核桃仁、莲藕片放锅内，加适量水，小火慢煮至莲藕绵软。

❸ 出锅前加红糖调味即可。

温馨提示
莲藕要挑选外皮呈黄褐色，肉肥厚而白的。如果发黑，有异味，则不宜食用。

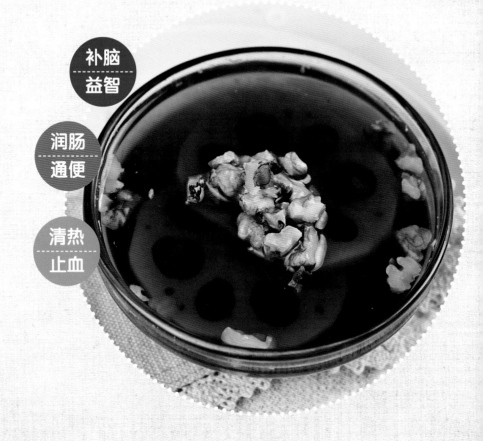

补脑
益智

润肠
通便

清热
止血

羊骨有益阴补髓、润肺泽肌等功效，
小米有益气、补脾、和胃等功效；
羊骨中含有骨胶原，
及钠、钾、铁等营养成分，
可缓解新妈妈产后腰膝酸软、筋骨酸疼等症状。

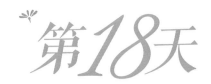

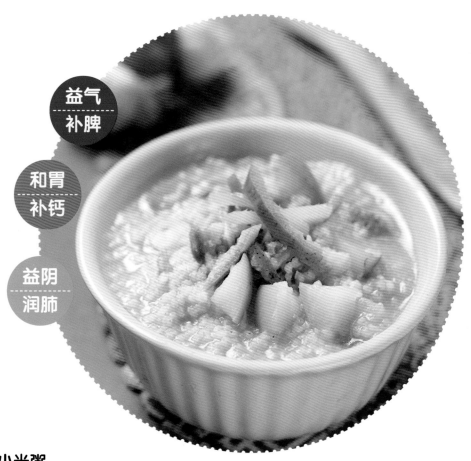

益气
补脾

和胃
补钙

益阴
润肺

羊骨小米粥

原料

羊骨50克

小米30克

苹果块

调料

陈皮

姜丝

这么做 强筋骨

❶ 小米洗净，浸泡一会儿；羊骨洗净，敲碎。

❷ 锅中加适量水，将羊骨、陈皮、姜丝、苹果块放入锅中，大火煮沸。

❸ 最后放入小米，转小火慢熬至小米熟透即可。

替换吃法

苹果块可以替换成山楂，同样能去除羊骨的膻腥味。

猪血能解毒清肠、补血美容，与豆腐做成的这道汤品既有排毒养颜的功效，又可以为哺乳新妈妈补充充足的蛋白质、铁、钙等营养成分。

猪血豆腐汤

原料

猪血 100 克
豆腐 50 克
里脊肉 30 克

调料

料酒
盐

这么做 排毒素

❶ 猪血、豆腐分别切条状，放入开水焯一下；里脊肉切薄片备用。

❷ 将里脊肉片入油锅煸炒片刻，放入猪血、豆腐翻炒，倒入料酒去腥。

❸ 倒入适量水煮沸，加盐调味即可。

温馨提示

挑选猪血时应注意，真猪血表面可看到很多气孔，摸起来比较硬，而且容易碎。

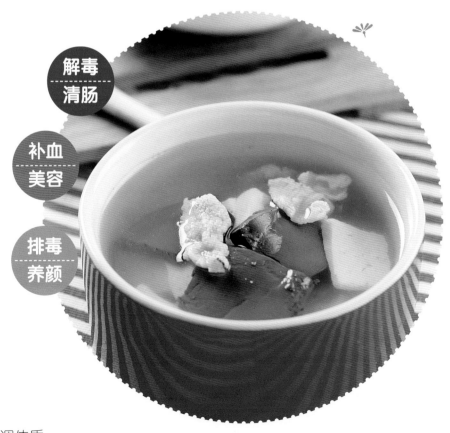

解毒
清肠

补血
美容

排毒
养颜

海带有清热、化痰的功效，
猪瘦肉可以补虚养血、滋阴润燥，
枸杞子和黄豆能够益肝补肾，
对新妈妈产后的恢复很有帮助。

第20天

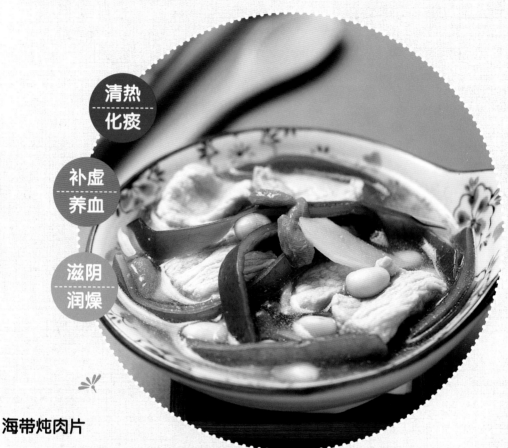

清热
化痰

补虚
养血

滋阴
润燥

海带炖肉片

原料

干海带20克

猪瘦肉100克

枸杞子5克

黄豆50克

调料

盐

料酒

姜片

这么做 可滋阴

❶ 干海带、黄豆分别泡发、洗净；
枸杞子洗净，猪瘦肉切片。

❷ 锅内煮沸水，放入海带焯一下。

❸ 将海带、猪瘦肉片、枸杞子、
黄豆、姜片放入炖盅，调入盐、
料酒，适量清汤，炖90分钟即可。

温馨提示

用淘米水泡
发海带，既容
易发又容易清
洗，烧煮时也
易酥软。

第21天

牛腩温补且不易上火，有强筋健骨、滋补脾胃的功效；西红柿具有生津止渴、健胃消食的功效。这款汤非常适合产后身体虚弱、筋骨酸软、贫血的新妈妈食用。

西红柿炖牛腩

原料
牛腩 200 克
西红柿 1 个

调料
盐
白糖
料酒

这么做 强筋骨

❶ 牛腩洗净，切小块，加料酒腌渍 10 分钟；西红柿洗净，去皮，切小块。

❷ 锅内加油、白糖，放入牛腩块煸炒，待变色后，再加入西红柿块煸炒，5 分钟后加水转小火炖，过 30 分钟后再加水继续炖。

❸ 再过 30 分钟，加盐，大火收汤即可。

温馨提示

炖煮时，可在汤中放一个山楂或一块陈皮，牛腩就较容易炖烂。

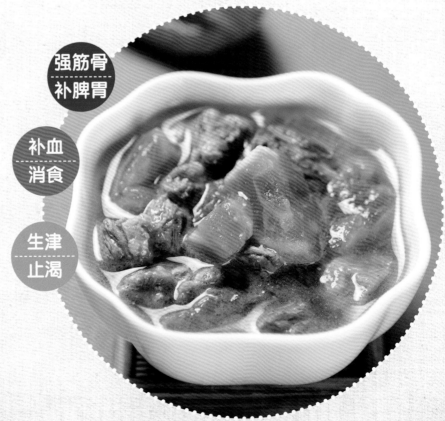

强筋骨
补脾胃

补血
消食

生津
止渴

冬瓜有利水消肿的作用，
可使产后新妈妈变得苗条起来。
此汤中维生素含量丰富，
能有效增强新妈妈的免疫力。

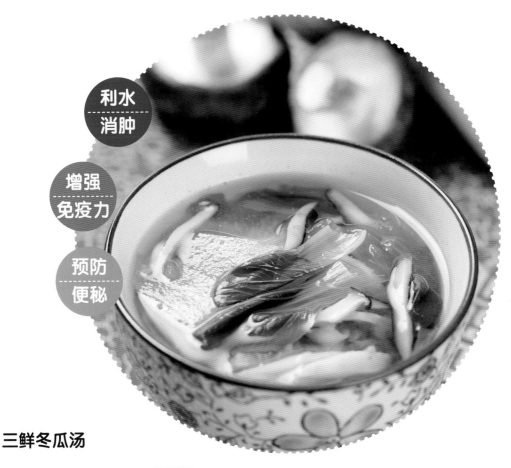

利水
消肿

增强
免疫力

预防
便秘

三鲜冬瓜汤

原料

冬瓜30克
冬笋30克
青菜20克
西红柿1个
鲜香菇5个

调料

盐

这么做 消水肿

❶ 冬瓜去皮去、子，洗净，切片；
冬笋洗净，切片；鲜香菇去蒂，洗净，
切丝；西红柿洗净，切片；青菜洗净。

❷ 将冬瓜片、冬笋片、香菇丝和西
红柿片一同放入锅中，加水煮沸后，
转小火煮至冬瓜、冬笋熟透，放入
青菜。

❸ 出锅前放盐调味即可。

替换吃法

冬笋产于立秋
前后，如果没有
冬笋，可用其他
笋类替换。

白萝卜中的芥子油能促进胃肠蠕动，帮助消化，增加新妈妈的食欲；蛏子肉钙含量高，可以帮助新妈妈补充钙质。

白萝卜蛏子汤

原料

蛏子 100 克

白萝卜 50 克

调料

盐

料酒

姜片

葱花

这么做 振食欲

❶ 蛏子洗净，放入淡盐水中泡 2 小时后，入沸水中焯一下，捞出剥去外壳；白萝卜去外皮，切成细丝。

❷ 油锅烧热，放入姜片炒香后，倒入水和料酒，将蛏子肉和萝卜丝一同放入锅内炖煮。

❸ 汤煮沸后，放入盐、葱花调味即可。

温馨提示

在吃蛏子时，蛏肉周围那一圈黑线较脏，应去除。

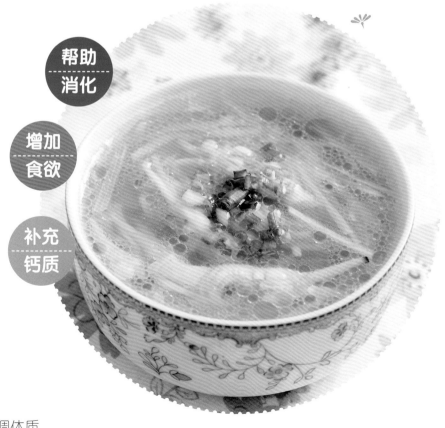

帮助
消化

增加
食欲

补充
钙质

牛蒡富含葡糖、膳食纤维、
蛋白质、钙、磷、铁等人体所需的
多种营养元素，
可促进新陈代谢，增强体力。
这款汤品可生乳、补气血、散风热、健脾胃。

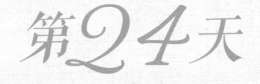

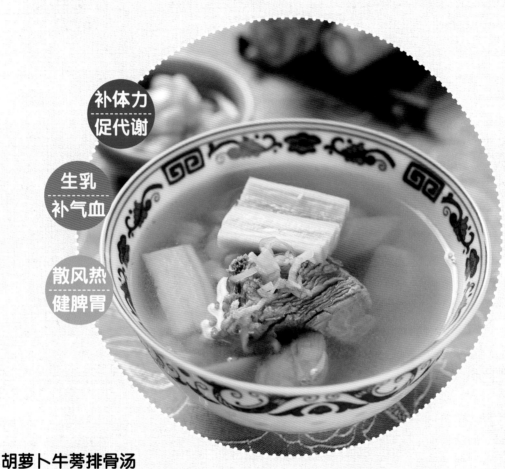

补体力
促代谢

生乳
补气血

散风热
健脾胃

胡萝卜牛蒡排骨汤

原料

排骨200克
牛蒡50克
胡萝卜50克
玉米1根

调料

盐

这么做 补体力

❶ 排骨洗净，切段，在沸水中氽去血沫，用水冲洗干净。

❷ 牛蒡用小刷子刷去表面的黑色外皮，切段；玉米切小段；胡萝卜洗净，切滚刀块。

❸ 排骨、牛蒡段、玉米、胡萝卜一起放入锅中，加适量水，大火煮沸后，转小火炖1小时。出锅前加盐调味即可。

温馨提示

牛蒡暴露在空气中就会氧化成黑褐色，为防止变色，应立即将切开的牛蒡浸泡在清水里。

黄鳝中含有丰富的DHA和卵磷脂，
是脑细胞发育不可缺少的营养，
还含有较高的维生素A，
可以增进宝宝的视力发育；
板栗则可以帮助新妈妈强筋健骨，补充体力。

**强筋
健骨**

**增视力
补体力**

板栗黄鳝煲

原料
黄鳝200克
板栗4个

调料
姜片
盐
料酒

这么做 增视力

❶ 黄鳝处理干净，洗净后用热水氽一下。

❷ 将处理好的黄鳝切段，放盐、料酒拌匀。

❸ 板栗洗净，去壳，将黄鳝段、板栗、姜片一同放入锅内，加适量水，大火煮沸后，转小火再煲1小时。出锅前加盐调味即可。

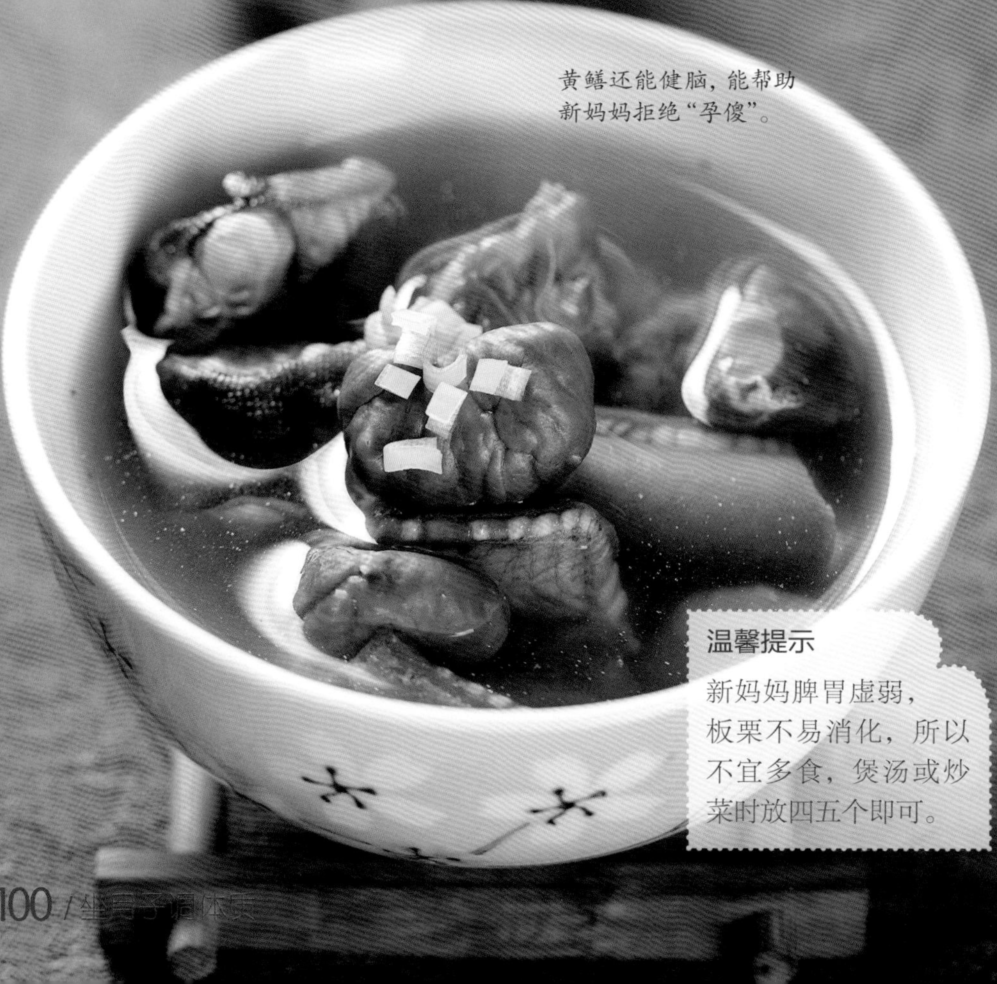

*黄鳝还能健脑，能帮助
新妈妈拒绝"孕傻"。*

温馨提示

新妈妈脾胃虚弱，
板栗不易消化，所以
不宜多食，煲汤或炒
菜时放四五个即可。

此汤品可以补肝养血、利水通乳，
适合气血两虚、面色微黄的新妈妈食用，
同时帮助新妈妈加快身体的恢复，
并促进乳汁分泌。

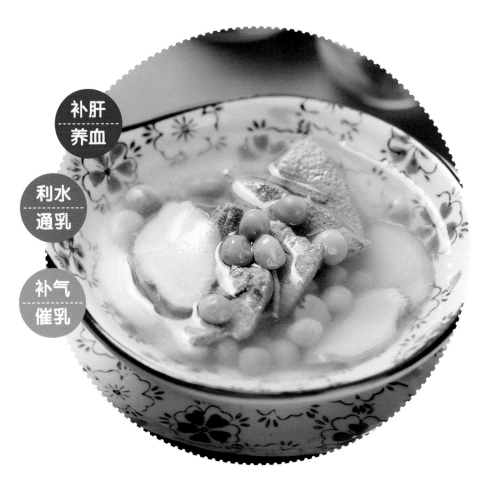

补肝
养血

利水
通乳

补气
催乳

豌豆猪肝汤

原料

鲜豌豆150克

猪肝100克

调料

姜片

盐

这么做 （助通乳）

❶ 猪肝洗净，切片；豌豆洗净。

❷ 锅中加适量水，大火煮沸后放入猪肝片、豌豆、姜片，继续炖煮30分钟。

❸ 出锅前加盐调味即可。

温馨提示

买回来的新鲜猪肝应先在水龙头下冲洗10分钟，然后再放入水中浸泡30分钟，以排出毒素。

第27天

薏苡仁有健脾、化湿的功效，是新妈妈瘦身的佳品；西红柿能生津止渴、健胃消食。二者炖鸡腿，是新妈妈开胃又滋补的一道营养佐餐。

薏苡仁西红柿炖鸡

原料
薏苡仁 50 克
鸡腿 1 个
西红柿 1 个

调料
盐

这么做 健脾胃

❶ 薏苡仁浸泡 1 小时后洗净，放入锅中，加适量水，大火煮沸后转小火熬30 分钟。

❷ 鸡腿洗净，剁块，用沸水氽烫；西红柿洗净，去皮，切块。

❸ 将鸡块、西红柿块加入薏苡仁汤锅中，大火煮沸后转小火煮至鸡肉熟烂，加盐调味即可。

温馨提示

在西红柿表面画一个十字，然后用开水烫一下，会很容易去皮。

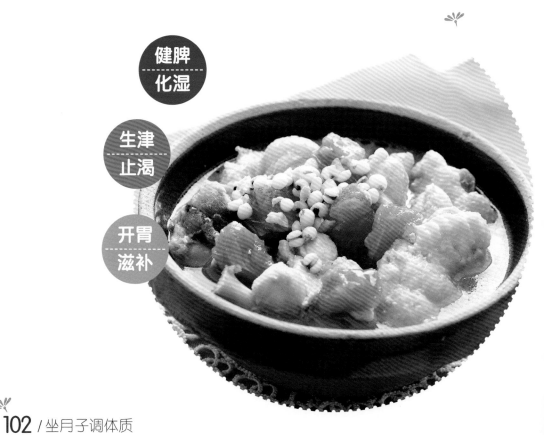

健脾
化湿

生津
止渴

开胃
滋补

银耳补脾开胃，益气清肠，
滋阴润肺，还能增强人体免疫力；
橘子有开胃、理气、止渴的功效。
此甜品既能缓解便秘，
还可补益身体、理气开胃、促进食欲。

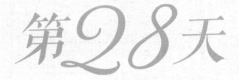

第28天

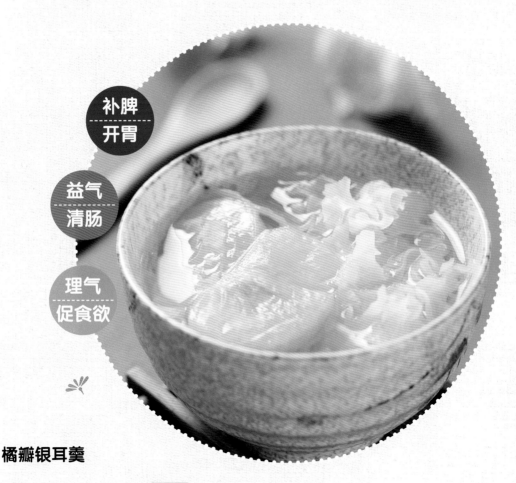

补脾
开胃

益气
清肠

理气
促食欲

橘瓣银耳羹

原料

银耳20克
橘子100克

调料

冰糖

这么做 **润肠道**

❶ 银耳用清水浸泡 2 小时，择去老根，撕成小块，洗净；橘子去皮，掰好橘瓣，备用。

❷ 锅中加水，放入泡好的银耳，烧沸后转小火，煮至银耳软烂。

❸ 将橘瓣和冰糖放入，再用小火煮 5 分钟即可。

温馨提示

产后出现乳房肿胀的新妈妈，不妨留取橘核，用水煎服食用。

第29天

西红柿具有生津止渴、健胃消食，治疗口渴、食欲缺乏等功效；山药是补益类的良药，具有补虚劳、健脾胃的功效，可辅助治疗脾虚食少等病症。

西红柿山药粥

原料

西红柿1个
山药15克
大米50克

调料

盐

这么做 健脾胃

❶ 山药去皮洗净，切片；西红柿洗净，切块；大米洗净，备用。

❷ 将大米、山药放入锅中，加适量水，用大火烧沸。

❸ 然后用小火煮至呈粥状，加入西红柿块，煮10分钟，加盐调味即可。

温馨提示

烹饪时可在粥内加入适量山楂，这样会更开胃。

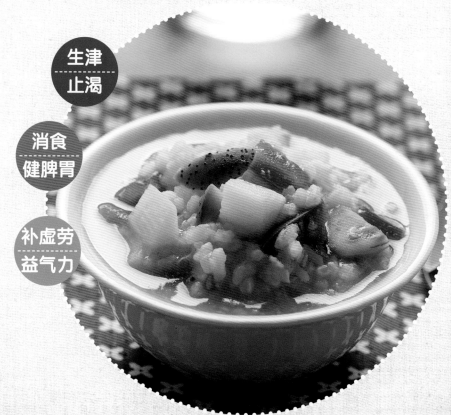

生津止渴

消食健脾胃

补虚劳益气力

金针菇健胃补虚；

木耳滋阴养血、补气强身；

菠菜能通肠胃、补气血；

猪肉能补虚、润燥；

本汤品营养充足，又可预防产后便秘。

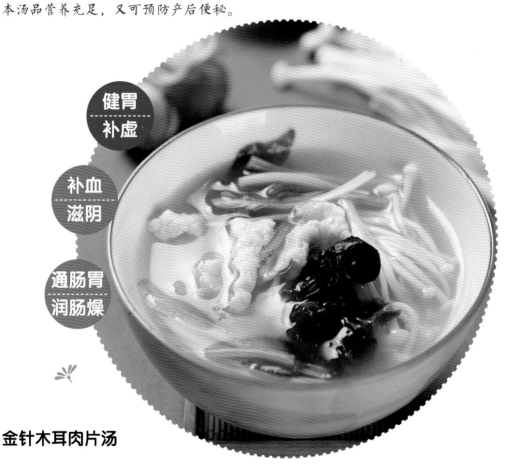

健胃
补虚

补血
滋阴

通肠胃
润肠燥

金针木耳肉片汤

原料

猪瘦肉50克

金针菇5克

木耳5克

鸡蛋1个

菠菜1把

调料

淀粉

盐

这么做 润肠道

❶ 猪瘦肉切片，打入蛋清，放入淀粉、盐，搅拌均匀。

❷ 金针菇洗净；木耳泡发，切丝；菠菜放入沸水中焯一下，切段。

❸ 油锅烧热，放入肉片煸炒至发白，放入木耳丝、金针菇、适量水，中火炖煮。

❹ 开锅后转小火炖煮5分钟，放入菠菜段，加盐调味即可。

替换吃法

此汤品中选用的木耳，可以替换成银耳，一样能起到润肤的作用。

猪腰具有补肾、强腰的功效，与豆腐、蘑菇同食，可以补肾、通乳、理气、润肠，适宜产后体虚、肾虚、缺乳的新妈妈食用。

腰片豆腐汤

原料

豆腐皮100克

猪腰200克

蘑菇15克

冬笋50克

调料

姜片

料酒

盐

这么做 补肾脏

❶ 猪腰洗净，切薄片，加姜片、料酒，拌匀后用水浸泡10分钟。

❷ 冬笋切薄片；蘑菇洗净；豆腐皮撕成块；腰片入沸水汆一下。

❸ 锅中加水煮沸，再将豆腐皮、蘑菇、笋片、猪腰片、姜片放入锅中，煮熟后加盐调味即可。

温馨提示

冬笋烹制前，可以先用清水煮沸，再放到冷水中浸泡半天，这样可以去掉苦涩味，味道更佳。

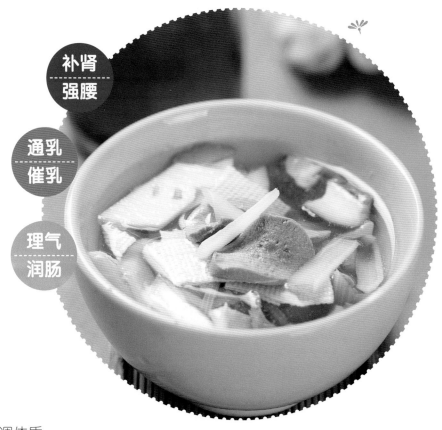

补肾
强腰

通乳
催乳

理气
润肠

木耳性平,滋养益胃、补气补血;
西红柿性微寒,能生津止渴、健胃消食;
黄豆芽性寒,能利湿热。
三者同食可补气血、健脾胃、利湿热。

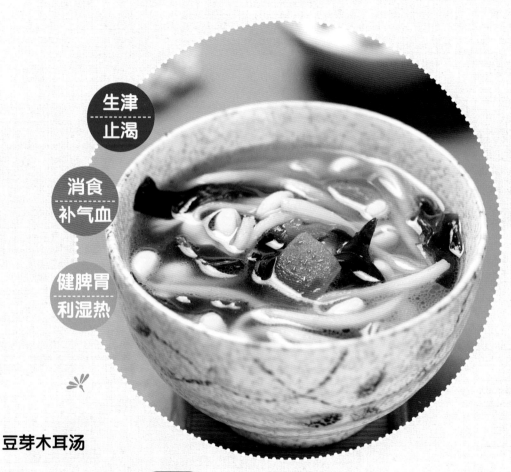

生津
止渴

消食
补气血

健脾胃
利湿热

豆芽木耳汤

原料

黄豆芽 100 克
木耳 5 克
西红柿 1 个

调料

盐

这么做 能美容

❶ 西红柿洗净,去皮切块;木耳泡发,切丝;黄豆芽洗净。

❷ 锅中放入黄豆芽翻炒,加入高汤,放入木耳丝、西红柿块,中火煮熟后加盐调味即可。

温馨提示

常吃木耳能养血驻颜,令人肌肤红润,容光焕发,新妈妈常食,有护肤、排毒之效。

第33天

木耳性平，有滋养益胃、补气强身、补血等功效；猪血性平，有补血、行血等功效。

现代研究中，木耳有"素中之荤"的美誉，具有润肺清肠、帮助消化的特殊功能。

常食木耳，对新妈妈产后肠功能的恢复及养颜润肤大有裨益。

木耳猪血汤

原料

猪血100克

木耳5克

调料

盐

这么做 排毒素

❶ 猪血切块；木耳水发，洗净，撕小片。

❷ 将猪血块与木耳片同放锅中，加适量水，大火煮沸。

❸ 转小火炖至猪血块浮起，加盐调味即可。

替换吃法

猪血也可以替换成鸭血。鸭血中的含铁量比猪血高。

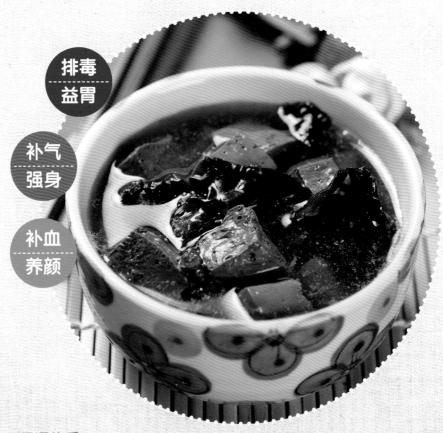

排毒
益胃

补气
强身

补血
养颜

鸭肉有滋阴补虚、养胃利水的功效；
薏苡仁同样能消除水肿，
可以帮助新妈妈瘦身；
莲子具有清火安神的功效。
这是一款既滋补又能瘦身的汤品。

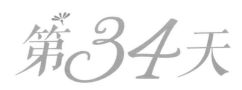

第34天

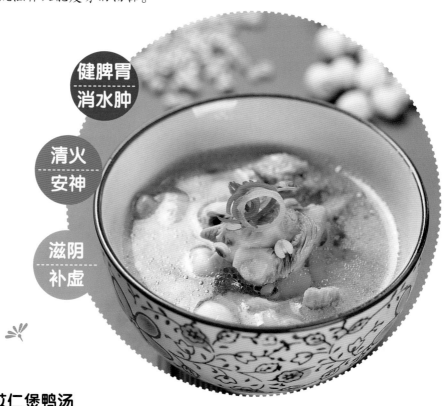

健脾胃
消水肿

清火
安神

滋阴
补虚

莲子薏苡仁煲鸭汤

原料

鸭肉 150 克
莲子 10 克
薏苡仁 20 克

调料

姜片
料酒
白糖
盐

这么做 健脾胃

❶ 鸭肉切块，用沸水汆一下，捞出。

❷ 锅中放入鸭肉块、姜片、莲子、薏苡仁、再加入料酒、白糖，倒入适量沸水，大火煲熟。

❸ 待汤煲好后加盐调味即可。

替换吃法

用山药来煲鸭汤，也是健脾胃的不错选择。

第35天

此汤品可以益气、暖中、健胃、消食。
牛筋中含有丰富的胶原蛋白，能使皮肤更富有弹性和韧性。

益气暖中

健胃消食

美容补气血

萝卜炖牛筋

原料
牛筋100克
白萝卜100克

调料
姜末
料酒
盐

这么做 补气血

❶ 将牛筋放入沸水中煮约1小时后，捞出洗净，切小块；白萝卜去皮洗净后切块。

❷ 将姜末放入油锅爆香，再放入牛筋、料酒炒约1分钟后倒入砂锅中，加适量水，放入白萝卜，用大火煮沸，再用小火煮约30分钟。

❸ 待萝卜软烂后加盐调味即可。

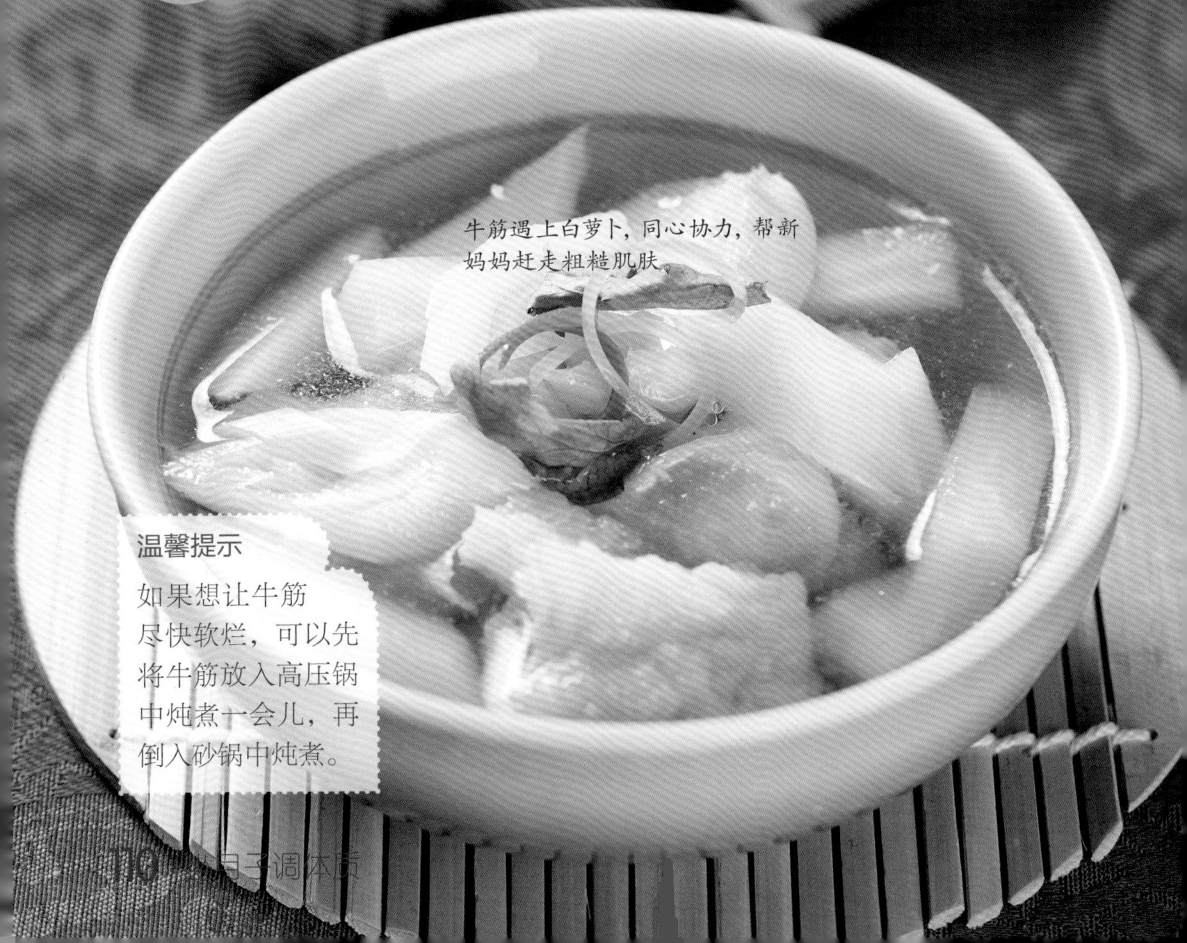

牛筋遇上白萝卜，同心协力，帮新妈妈赶走粗糙肌肤。

温馨提示
如果想让牛筋尽快软烂，可以先将牛筋放入高压锅中炖煮一会儿，再倒入砂锅中炖煮。

莲子益肾养心，
还有清火的作用；
核桃富含 B 族维生素。
此粥品能舒缓新妈妈抑郁的情绪，
并能延缓衰老，预防健忘。

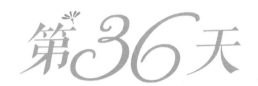

第36天

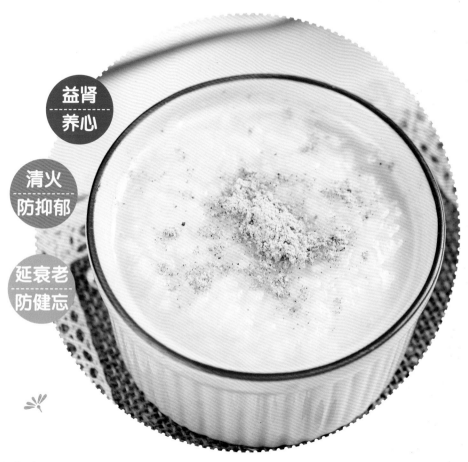

益肾
养心

清火
防抑郁

延衰老
防健忘

莲子芡实粥

原料

大米 50 克

莲子 15 克

核桃仁 20 克

芡实 20 克

这么做 稳情绪

❶ 大米、莲子、核桃仁、芡实洗净，用水浸泡 2 小时。

❷ 莲子、核桃仁、芡实放入料理机中打碎。

❸ 将打碎的材料和大米倒入锅中，加适量水，以小火熬煮成粥即可。

温馨提示

芡实性涩滞气，一次不要吃太多，否则难以消化，大便干燥者也不宜多吃。

第37天

排骨可以补虚、滋阴、养血，
冬瓜和海带能够清热、利水。
此汤品适宜女性产后体内湿热者食用。
新妈妈常食，
既能瘦身，又可滋补。

冬瓜海带排骨汤

原料
排骨200克
冬瓜100克
海带丝20克

调料
香菜
姜片
料酒
盐

这么做 消水肿

❶ 海带洗净，泡软，切丝；冬瓜连皮切大块；排骨斩块。

❷ 排骨块放入沸水中汆一下，捞起。

❸ 将海带丝、排骨块、冬瓜块、姜片一起放进锅里，加适量水，大火煮沸15分钟后转小火炖熟。

❹ 出锅前加料酒、盐调味，撒上香菜即可。

温馨提示
煲汤中途如果要加水，一定要加热水。若添加冷水，会使排骨难以煮烂，并影响本身的鲜美味道。

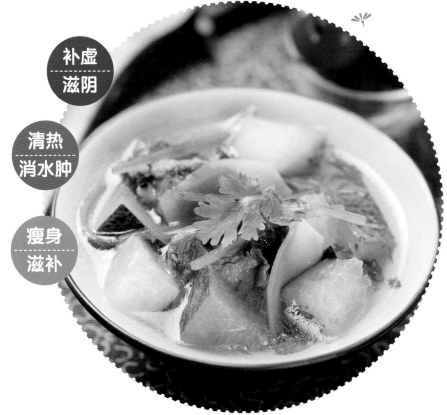

补虚
滋阴

清热
消水肿

瘦身
滋补

竹荪药用价值很高，
具有补肾、明目、清热、润肺等功能，
被视为有益补作用的"山珍"。
同时它还具有明显的减肥、
降血压、降胆固醇等功效。

第38天

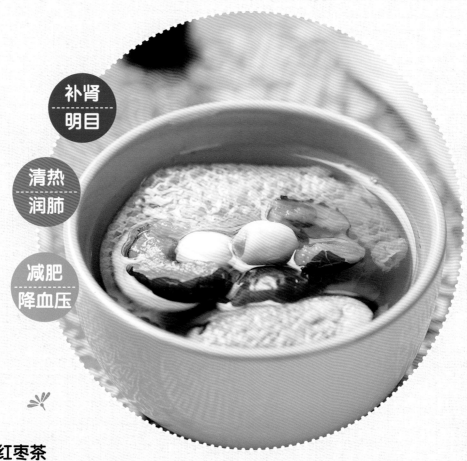

补肾
明目

清热
润肺

减肥
降血压

竹荪红枣茶

原料
竹荪50克
红枣6颗
莲子10克

调料
冰糖

这么做 能瘦身

❶ 竹荪用清水浸泡1小时，至完全泡发后，剪去两头，洗净泥沙，放在热水中煮1分钟，捞出，沥干水分。

❷ 莲子洗净，去心；红枣洗净，去核。

❸ 将竹荪、莲子、红枣肉一起放入锅中，加水，大火煮沸后，转小火再煮20分钟。

❹ 出锅前加入适量冰糖即可。

替换吃法
冰糖可以用蜂蜜替代，但要等到汤水略凉后再放入。

此饮品含有维生素 B_1、维生素 B_2、钙、磷、钾等营养成分，产后新妈妈食用可起到定心养神、辅助睡眠、清肝利尿的作用。

百合莲子桂花饮

原料
鲜百合10克
莲子4个

调料
桂花蜜
冰糖

这么做 助睡眠

❶ 鲜百合掰开后用水洗净表面泥沙；莲子用水浸泡10分钟后捞出。

❷ 锅中加适量水，将莲子煮5分钟后取出莲子心。

❸ 莲子回锅，再次煮开后，加入百合，再加入冰糖。根据自己的喜好，添加适量的桂花蜜。

温馨提示

莲子心能清热去火，新妈妈若不介意它的苦味，可以将其保留。

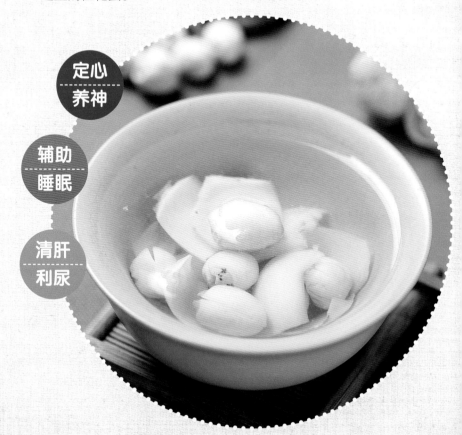

定心
养神

辅助
睡眠

清肝
利尿

排骨性平，
有补虚、生乳、滋阴养血等功效；
西红柿性微寒，
有生津止渴、健胃消食等功效；
黄豆芽性寒，能利湿热。
三者同食可生乳、补虚、养血、健脾胃。

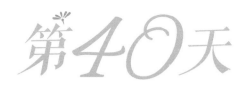

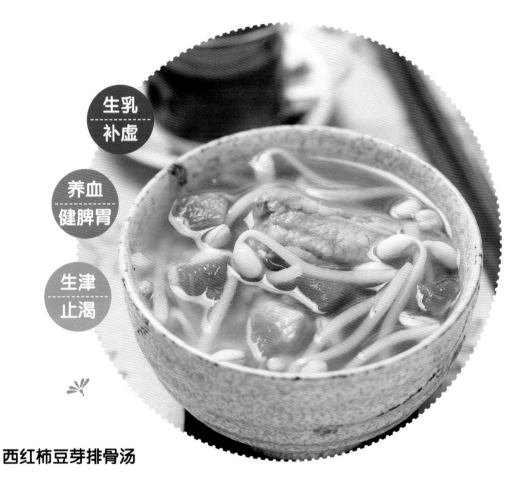

生乳
补虚

养血
健脾胃

生津
止渴

西红柿豆芽排骨汤

原料

西红柿1个
黄豆芽100克
排骨150克

调料

盐

这么做 助催乳

❶ 西红柿洗净，切块；黄豆芽洗净。

❷ 排骨切块，用沸水汆一下，捞起。

❸ 西红柿块、黄豆芽、排骨块放入锅中，加适量水，大火煮沸后转小火炖熟，加盐调味即可。

温馨提示

黄豆芽是较好的蛋白质和维生素来源，营养丰富，味道鲜美，能够提升新妈妈的食欲。

第41天

芹菜和竹笋都具有清热的功效，竹笋还含有较高的膳食纤维，可以促进新妈妈肠道蠕动，帮助消化，防治便秘。

芹菜竹笋汤

原料

芹菜100克
竹笋20克
肉丝20克

调料

盐
料酒

这么做 清热火

❶ 芹菜洗净，切段；竹笋洗净，切丝。

❷ 高汤倒入锅中煮开，放入芹菜段、笋丝，煮至芹菜软化，再加入肉丝。

❸ 待汤煮沸后加入料酒，肉熟透后加入盐调味即可。

温馨提示

竹笋性寒，不宜多食，平时脾胃虚寒的新妈妈要少食。

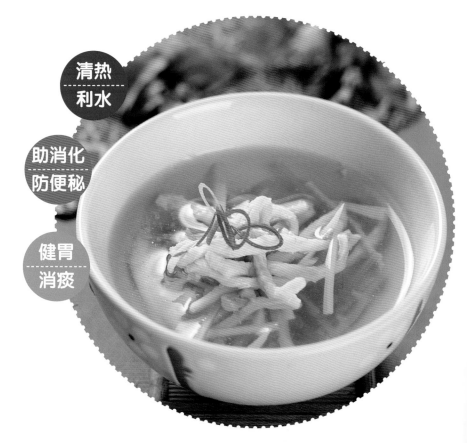

清热
利水

助消化
防便秘

健胃
消痰

用红薯、山楂和绿豆三者煮成粥，
既能够润肠道、通便，
又具有清热解毒、利水消肿的功效，
还具有去脂减肥的作用，
可以帮助产后新妈妈瘦身。

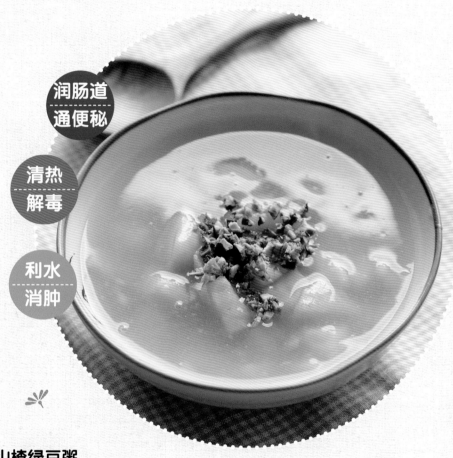

润肠道
通便秘

清热
解毒

利水
消肿

红薯山楂绿豆粥

原料

红薯100克

山楂末10克

绿豆粉20克

大米30克

调料

白糖

这么做 能瘦身

❶ 红薯去皮，洗净，切小块。

❷ 大米洗净后放入锅中，加适量水，大火
煮沸。

❸ 将红薯块放入锅中，改用小火煮至粥熟。

❹ 加入山楂末、绿豆粉，至再次煮沸，加
白糖即可。

温馨提示

熬粥时，
选用红心红薯，
黏性会更好
一些。

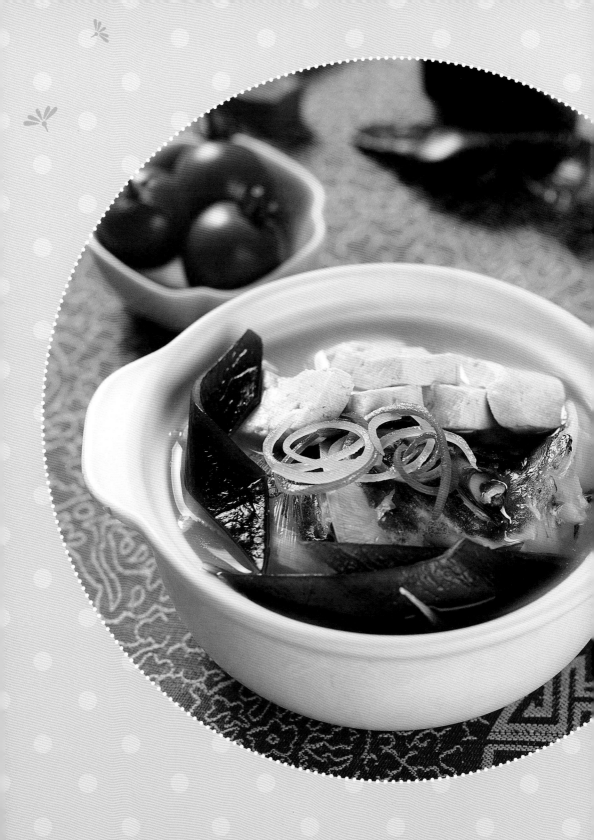

第 3 章

42天体质调
理方案

坐月子对于女性的一生至关重要，这不仅关系着新妈妈将来的健康与幸福，还关系着宝宝的发育和成长。在坐月子时，新妈妈只要以积极、平和的心态面对，采取科学的方法，那么从身体的恢复到瘦身养颜，都不会成为困扰新妈妈的难题。只要新妈妈跟着做，就会开启一个舒心、顺心的月子之旅。

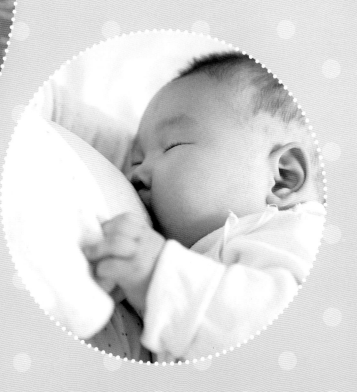

生产当天 注意休息，恢复体力

终于与宝宝见面了，新妈妈在沐浴幸福的同时，疲惫感也会随之而来。在生产后的第一天，新妈妈最重要的是注意休息，缓解生产的疲惫。

顺产妈妈

✚ 专家建议

产后不宜立即熟睡，应当取半坐卧位闭目养神。其目的在于消除疲劳、安定神志、缓解紧张情绪等。半坐卧式能使气血下行，有利于恶露的排出。

仰卧与侧卧交替利于康复

新妈妈在分娩结束后子宫会迅速回缩，但韧带却很难较快地恢复原状，再加上盆底肌肉、筋膜在分娩时过度伸展或撕裂，使得子宫在盆腔内的活动范围增大而极易随着体位发生变动。为了防止发生子宫向后或向一侧倾倒，新妈妈在卧床休养中要注意避免长期仰卧位，而应仰卧与侧卧交替。

清淡饮食有助于恢复体力

产后的疼痛会降低食欲，而且新妈妈的胃肠功能也在逐步调整。因此，饮食还是要以易消化、清淡为主，如一些滋补的素汤：蘑菇汤、青菜汤等，还可适当吃些牛奶、水果、谷类等。

早开奶利于恶露排出、子宫复原

第一次母乳喂养对于新妈妈和宝宝来说，都是非常重要的。开奶越早、喂奶越勤，乳汁分泌就越多。早开奶有利于建立良好的母婴感情，还便于恶露排出、子宫复原和身形恢复。而且初乳含有丰富的热量和磷酸钙、氯化钙等，并有大量的免疫类物质，能保护宝宝免受细菌侵害，减少新生儿疾病的发生。所以，新妈妈产后要及时让宝宝吮吸乳汁。

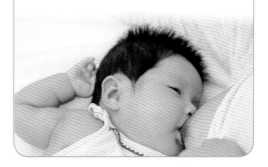

话多易伤神、伤气

有些新妈妈生产后会立即发大量报喜的短信，接听很多祝福的电话。殊不知，此时说话最伤神、伤气，这些事情完全可以延后再做或者交给新爸爸处理。

剖宫产妈妈

今日提醒

剖宫产妈妈更易贫血。一般情况下，在新妈妈出院前会抽血检查新妈妈是否贫血。若有贫血状况发生，则要在医生的指导下服用药物，同时保证充分休息，补充营养，多食用一些富含铁的食物，如鸡肉、猪肝、瘦肉、蛋黄、海带、黑芝麻等。

✚ 专家建议

新妈妈手术后回到病房，需要头偏向一侧、去枕头平卧 6 个小时。头偏向一侧可以预防呕吐物的误吸，去枕平卧可以预防头痛。6 小时后可以垫上枕头，进行翻身，变换不同体位。

多翻身促排气、排恶露

无论是局部麻醉还是全身麻醉的新妈妈，手术后 24 小时内都应卧床休息，但是要忍住疼痛，每隔三四个小时在家人或护理人员的帮助下翻一次身。多翻身不仅能避免褥疮，还有助于肠道功能恢复，尽早排气解除腹胀，还能避免肠粘连。最好采取半卧位，使身体和床成 20°~30° 为宜，这比平卧更能减轻伤口震痛和牵拉痛，还便于子宫内的积血排出。

宝宝多吸吮能促进伤口复原

剖宫产新妈妈子宫收缩相对会慢一些，而宝宝的吸吮可以促进子宫收缩。有些新妈妈担心哺乳会影响伤口愈合，实际上恰恰相反，哺乳会减少子宫出血，子宫收缩得越快，伤口复原得也越快。

要避开容易产气的食物

剖宫产手术后 6 小时内要禁食，6 小时后可以喝一点开水，刺激肠蠕动，等到排气后才可以吃东西。

剖宫产妈妈能够进食后，可以先吃一些排气的食物，像萝卜汤之类，以增强肠蠕动，促进排气，减轻腹胀，并使大小便通畅。豆浆和碳水化合物、淀粉类等食物，尽量不要吃，以免引起胀气。

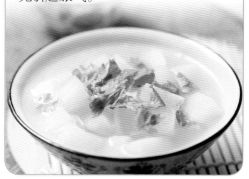

这样做恢复快

因为手术中新妈妈的肠道不可避免地受到刺激，胃肠功能被抑制，肠蠕动减慢。吃得太多，会使得肠内代谢物积多，在肠道内滞留时间过长，可能会造成便秘。而且产气增多，腹压增高，不利于康复。

第2天 早下床促进宫内积血排出

今天，新妈妈一定享受着家人的贴心照看，但新妈妈不要像"病人"一样整日卧床不起。稍微下床活动一下，对身体复原很有好处。

今日提醒

今天新妈妈的恶露量会增加，下床活动一下，更有利于恶露排出。有会阴撕裂或侧切以及剖宫产的新妈妈，动作一定要慢，避免将缝合的伤口撕开。

顺产妈妈

✚ 专家建议

新妈妈的胃肠功能还没有恢复，不能过早喝催乳汤，否则容易造成肠道代谢物滞留，导致便秘。

促进宫内积血排出

一般情况下，顺产新妈妈6小时后就可起床下地活动了。早下床活动可以促进宫内积血排出，减少感染的发生。另外早下床活动还有利于防止便秘、尿潴留的发生，预防痔疮。

初步恢复胃肠功能

新妈妈的胃口还是不好，因为身体还有疼痛，胃肠功能也在初步的调整中。这时下床活动一下，对肠道蠕动很有帮助。饮食上仍以清淡为主，可以吃些易于消化、吸收的食物，比如素汤等。现在这个时候，进补不是主要目的，最重要的是要让新妈妈恢复胃肠功能，打开胃口，为后面的进补做好准备。

要注意防止下床眩晕

新妈妈第一次下床，应有家人或护理人员陪伴协助。下床前先在床边坐5分钟，确定没有不适再起身。如果新妈妈有头晕现象，要立刻让她坐下来，把头向前放低，在原地休息，给她喝点热水，观察她的脸色，等到血色恢复了，再回到床上。

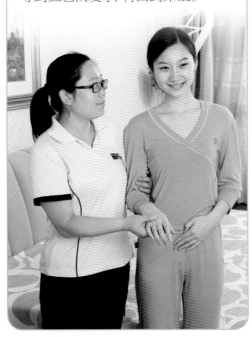

下床活动要循序渐进

剖宫产妈妈今天可以在床上活动或扶着床边走，之后可以下床活动。新妈妈可以先在床上坐一会儿，再移到床边坐一会儿，然后在家人的帮助下，在地上站立一会儿或扶着床边走几步，每天坚持3~4次。下床活动时，新妈妈会有些疼痛，但是对于恢复消化功能很有好处。如果刀口太疼无法站立，新妈妈也要时不时地在床上坐一会儿，不要老是躺着，避免内脏器官粘连。

及时排尿排便

剖宫产妈妈在手术后会进行导尿，一般手术后24小时就可以拔掉尿管，新妈妈需要自行排尿。很多新妈妈害怕下床去上厕所，因为腹部一用力就会疼痛不止。新妈妈不敢去排尿排便，这样大小便不能及时排泄，很容易引起尿道发炎、尿潴留、便秘等。所以剖宫产妈妈术后要克服心理障碍，及时大小便。当然，新妈妈去排尿排便时，最好由家人帮忙搀扶。

饮食上还是以流质为主

到了第2天，剖宫产妈妈会更明显地感觉到伤口的疼痛。剧烈的疼痛会影响到新妈妈的食欲，胃肠功能还没恢复，肠蠕动仍然很缓慢，很有可能会便秘。所以在排气后，要吃些流质食物，比如稀粥、米粉、藕粉等。要少食多餐，不能一次吃得过饱，否则会影响到肠道恢复。

白粥看似寡淡，却最能滋补元气，适合剖宫产妈妈产后前两天喝。

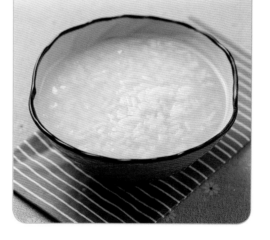

这样做恢复快

剖宫产新妈妈下床活动时，要预防伤口撕裂。下床活动前可用束腹带（医用）绑住腹部，或者活动时用双手捂住伤口两侧，这样，走动时就会减少因震动而引起的伤口疼痛。

第3天 喝生化汤排瘀血

分娩的时候，子宫通过收缩将宝宝和胎盘顺利娩出，产后子宫要继续进行有力的回缩，将残存的血块完全排除干净，子宫才缩到原来的大小，并降入盆骨腔内。今天，新妈妈也许能感受到子宫在慢慢缩小。

生化汤助排瘀血

生化汤（第72页生化汤粥去大米）具有活血化瘀、温经止痛的功效，主要用于产后血瘀腹痛及恶露不行，或行而不畅之症。一般自然分娩的妈妈在无凝血功能障碍、血崩和伤口感染的情况下，可于产后第3天服用，每天1剂，连服7~10剂。剖宫产妈妈最好在产后第7天以后服用，每天1剂，每剂分3份，早中晚三餐前温热服用，连续服用5~7剂。喝之前可咨询医生。

母乳喂养帮助收缩子宫

如果是母乳喂养宝宝，子宫的缩小会更快一些。这是因为在哺乳期间，新妈妈体内会释放较多的催产素，这有助于减少产后出血，加速子宫恢复。此外，母乳喂养还能协助体形恢复，每天多消耗大约2000焦耳热量，持续时间越长，减重越多。母乳喂养更能减少患乳腺癌、卵巢癌的几率，还能促进心理健康。

按摩子宫加速子宫收缩

顺产妈妈把手放在肚脐周围，触摸寻找子宫位置，如感觉不到腹部有一个圆形硬块，就需要做子宫环形按摩，借此加速子宫的收缩。子宫收缩的同时，恶露也会随之排出体外。子宫变硬表示收缩情况良好。

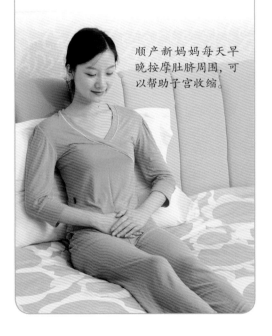

顺产新妈妈每天早晚按摩肚脐周围，可以帮助子宫收缩。

这样做恢复快

顺产的新妈妈可以借助子宫按摩及子宫收缩药物，让子宫顺利收缩；剖宫产的妈妈因有伤口，可以遵医嘱通过注射点滴型子宫收缩剂，让子宫顺利收缩。

第4天 保护好宝宝的"粮袋"

母乳中的营养素不仅含量高，而且比例搭配适宜，因此对宝宝来说，母乳的营养价值高于其他任何代乳品。为了心爱的宝宝，新妈妈最好选择母乳喂养，并要时刻护理好自己的乳房，以供给宝宝源源不断的营养。

今日提醒

虽然都说老母鸡汤很补，但产后不要急着喝。老母鸡中含有一定量的雌激素，会使新妈妈血液中雌激素浓度增加，催乳素的效果就会因之减弱，进而导致奶水不足。

睡觉时侧卧

新妈妈哺乳期乳房充盈、丰满，睡觉时乳房很容易受到挤压，因此新妈妈保持正确的睡姿很重要。

绝对避免俯卧，以免压迫乳房；尽量不要长期向一个方向侧卧，要左右侧卧轮流进行，避免一侧乳房受压过久。

新妈妈还要保持乳房卫生，以免乳头被汗水等污染。最好常用温开水清洗乳房，尽量不要用肥皂。

左右乳房交替轮换喂奶

为了保证充足的乳汁分泌，也为了胸部健美，新妈妈喂奶时一定要两侧乳房交替轮换，防止宝宝偏吃一侧造成双侧乳房不对称。每侧乳房喂奶时间掌握在5分钟左右。

如果发现一侧乳房较小，可以让宝宝先吸吮较小的一侧。

及时"清空"乳房

急性乳腺炎是产后常见的乳房疾病之一，乳汁淤积是发病的主要原因。如果宝宝吃不完乳汁，新妈妈要及时用吸奶器吸空乳房。另外还要预防乳头破裂，防止细菌沿淋巴管入侵造成感染。

新妈妈还可在临睡前或起床前按摩乳房，将一只手的食指、中指、无名指并拢，放在一侧乳房上，以乳头为中心，由乳房外缘向内侧顺时针画圈，两侧乳房各做10次。此法可促进血液循环，增加乳房的营养供给，并有利于雌激素的分泌。

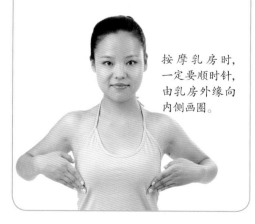

按摩乳房时，一定要顺时针，由乳房外缘向内侧画圈。

第5天 赶跑影响哺乳的"拦路虎"

孕妈妈早就决定了要给宝宝母乳喂养,可是常有出其不意的事情打断这件美好的事,比如乳房异常。其实新妈妈们完全不用着急,只要科学应对,这些问题终究会被扫除。

今日提醒

如果乳头整个埋进乳晕中,还是不要强行牵引。尝试哺乳失败后,应尽早回乳,以免发生乳腺炎。

每次喂奶不超过 30 分钟

很多妈妈奶量不足,乳头娇嫩,又没能掌握正确的哺乳姿势,新生宝宝用力吸吮,这些都会导致乳头皲裂。为了防治乳头皲裂,每次喂奶控制在 30 分钟内,哺乳时要让宝宝含住乳头和大部分的乳晕;喂奶前可以先挤一点奶出来,这样乳晕会变软,有利于宝宝吮吸。如果乳头已经皲裂,妈妈可以每天用熟的食用油涂抹伤口处,促进伤口愈合。如果乳头破裂较为严重,应停止喂奶 24~48 小时;或用吸奶器和乳头保护罩,使宝宝不直接接触乳头。

如果出现特别疼痛的现象,最好接受治疗,千万别当成小事。

按摩乳房缓解肿胀疼痛

按摩前用热毛巾热敷,一只手的指端并拢托住乳房,另一只手从乳房根部,向乳头方向按摩,双手交替反复进行。同时轻轻拍打、抖动,直至肿胀的乳房变软无硬结,乳汁通畅为止。

按摩后会有一部分乳汁流出,还有部分乳汁淤积在乳房及乳头处。此时将大拇指放在离乳头根部 2 厘米处的乳晕上,其他四指放在拇指的对侧,有节奏地向胸壁挤压放松,如此反复,依次挤压所有的乳窦,直至乳腺管内乳汁全部排出。

轻度的乳房胀痛不需要作特殊处理,只要按需哺乳,4~5 天后症状会自行消失。

乳头内陷早矫正

乳头内陷的新妈妈在怀孕第 6 个月的时候就应该进行乳房牵引,方法很简单,只要用食指轻压乳晕两侧,将乳头牵引出来就行了。喂乳时,只需将乳头轻轻拉出,送入宝宝口中,等到宝宝将乳头完全含住并能吸吮后,就可以抽出自己的手了。而且现在市面上有很多乳头牵引器,操作起来也很方便。

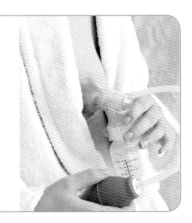

第6天 多吃益于伤口愈合的食物

在今天，顺产妈妈生产时撕裂或侧切的会阴处的伤口，基本愈合了，但妈妈还是会感到疼。剖宫产妈妈的伤口也在愈合当中，最多还有2天就可以拆线了。

今日提醒

剖宫产妈妈一定要预防感冒，保证身体健康。因为咳嗽、呕吐等，都有可能导致伤口崩裂。

伤口要清洁干燥

在医院时，医护人员每天都会用消毒剂给顺产新妈妈冲洗会阴伤口，用红外线照射伤口，以促进伤口愈合。新妈妈出院回家后，也要常常清洗，特别是大小便后。洗澡也最好坚持淋浴而不要盆浴。洗完后，可用干净毛巾吸干水分，使得伤口保持清洁干燥。

剖宫产妈妈在医院时，医护人员也会给伤口消毒，一般产后7天就可以拆线了。如果没有感染，可以淋浴，洗完后也不用再包扎伤口了。

暂时不要太用力

虽然伤口已经愈合，但是在日常行动中还是要注意一些，以防将伤口重新拉开。顺产妈妈在伤口愈合、疼痛消失后，可进行盆底肌肉的锻炼。要保持大便通畅，避免过分用力，最好使用坐式便器，以免蹲坑时间过长，造成伤口裂开。如大便干结难解，可服麻仁丸润肠通便。

剖宫产妈妈在产后6~8周以内要避免做腹部练习及抬重物。下床及下蹲时小心下腹部，不要过度牵拉。

多吃一些有利伤口愈合的食物

蛋白质及胶原蛋白，能促进伤口愈合，减少感染几率。含蛋白质丰富的食物有各种瘦肉、牛奶、蛋类等。维生素A能够逆转皮质类固醇对伤口愈合的抑制作用，促进伤口愈合，它主要存在于鱼油、胡萝卜、西红柿等食物中。维生素C可以促进胶原蛋白的合成，促使伤口愈合，它主要存在于各种蔬菜、水果中。

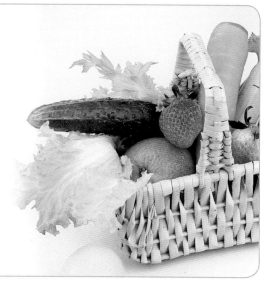

第7天 亲朋好友探望少，妈妈休息更好

坐月子是新妈妈产后身体恢复、体质得到改善的黄金时期。在这期间，新妈妈的主要活动空间就是自己的家，所以，营造一个安静、整洁、舒适的居家环境对体质虚弱的新妈妈和宝宝来说非常重要。

请亲朋们悄悄来悄悄走

新妈妈刚刚回到家，很多亲朋好友都会赶来看望。在狭小的空间里，人一多，就会使空气变差，而且吵吵闹闹，让新妈妈和宝宝都休息不好。这个时候家人要引导访客文明探望，尽量不挤在新妈妈休息的房间里。

坐月子的房间要安静、整洁、舒适

坐月子期间，如果新妈妈和宝宝的房间杂乱无章、空气污浊、喧嚣吵闹，就会使新妈妈的身心健康受到很大影响。所以，新妈妈坐月子的房间一定要阳光充足朝向好，而且不能潮湿和太过宽敞，但要保证通风效果。卫生当然是首要的，一定要打扫得非常干净，最好消消毒。

房间还要保持合适的温度和湿度。一般冬季室温21~25℃，湿度50%~60%；夏季室温23~28℃，湿度40%~60%。如果室内气温过高或者过低，新妈妈可以通过空调和风扇来调节室温，但注意不能让风对着新妈妈和宝宝吹；如果空气干燥，可在室内使用加湿器或放盆水。

需要特别注意的是，有抽烟史的新爸爸，不要在室内抽烟，还宝宝和新妈妈一个空气清新的家。

睡太软的床对关节不好

坐月子期间一般人都认为，新妈妈刚刚生产完，身体非常虚弱，回到家躺在柔软的床上好好休息，那是非常好的事。

其实坐月子期间，睡什么样的床也要注意。专家建议，为了保护妈妈的腰骨，避免腰痛，最好不要睡太软的床，尤其是剖宫产的妈妈。还有垫的被褥不要过厚，即使在冬季也要比怀孕后期薄一些。此外，盖的被子宜轻，要选用棉质或麻质等轻柔透气的床品，每1~2周换洗和暴晒1次。

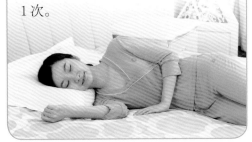

这样做恢复快

新妈妈的卧室应坚持每天开窗通风两三次，每次20~30分钟。通风时先将新妈妈和宝宝暂移到其他房间，避免受对流风直吹而着凉。

第8天 远离抑郁，做开心妈妈

刚生产后的新妈妈身体内雌激素会突然降低，很容易发生抑郁性的心理异常表现，如情绪容易波动、不安、低落，常常为一点小事不称心而感到委屈，甚至伤心落泪。出现这种抑郁情绪，不但影响新妈妈身体的恢复和精神状态，还会影响正常哺乳。

✚ 专家建议

产后抑郁是暂时的，来得快，去得也快。新妈妈只需要有家人的理解和呵护，多分散注意力就可以了。尽量不要服用药物，这会通过乳汁被宝宝吸收。

产后易产生的 6 种不良心理

1. 照顾新妈妈的人越来越多，有时大家意见不统一，易产生矛盾，会使新妈妈焦虑不安。

2. 身体不适、疲倦困乏，内心容易烦躁。新妈妈伤口未愈，喂奶时会产生疼痛，体位不正确，易疲劳。

3. 人际关注重点的转移，使新妈妈心理失衡。怀孕期间自己一直是关注的重心，现在开始转移给宝宝，新妈妈会感到心理失落。

4. 家人对宝宝的护理各抒己见，给新妈妈的心理造成了无形的压力。

5. 有关坐月子的饮食文化观念冲突，使新妈妈产生不愉快心理，甚至食欲减退，产生厌食心理。

6. 新妈妈常出现一种隐形的委屈，内心有时感到孤独。担心宝宝各种各样的问题，心情不能放松。

坏情绪影响乳汁质量

要保证充足优质的乳汁，哺乳期的妈妈除了要有充分的睡眠和休息外，还要避免精神和情绪上的起伏。所以最好不做令情绪大起大落的事情，而应通过各种方式稳定自己的情绪，这对保证乳汁分泌的质和量都会起到较好的作用。

听听积极向上的音乐

听听音乐，会让妈妈的心情豁然开朗。音乐的选择上，最好选轻柔、积极向上的音乐，如轻音乐、儿童歌曲等。太过低沉和忧郁的音乐不适合新妈妈，容易引起情绪低落，甚至会导致产后抑郁症。

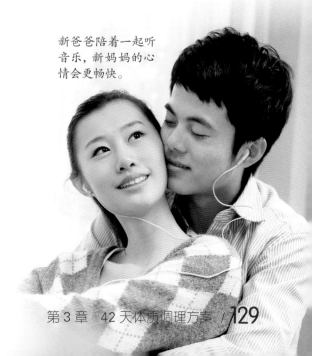

新爸爸陪着一起听音乐，新妈妈的心情会更畅快。

第9天 月子里洗洗澡，身心更健康

老观念认为，新妈妈在月子期间不能刷牙、洗头、洗澡。其实，只要做好相应的防护措施，新妈妈不仅能够抵抗疾病困扰，还能舒缓情绪，让自己更加舒适地享受坐月子这个过程。

采用淋浴的方式洗澡

待伤口完全愈合之后，新妈妈可以淋浴洗澡。产后洗澡讲究"冬防寒、夏防暑、春秋防风"。洗澡水温宜保持在35~37℃，夏天也不可用较凉的水冲澡，以免恶露排出不畅，引起腹痛及日后月经不调、身痛等。每次洗澡的时间不宜过长，10分钟左右即可。洗后应尽快将身体上的水擦去，及时穿上衣服，之后再走出浴室，避免身体着凉。

及时擦干头发

产后新妈妈新陈代谢较快，汗液增多，会使头皮及头发变得很脏，产生异味。洗头可促进头皮的血液循环，增加头发生长所需要的营养物质，使头发更密、更亮。洗头时水温一定要适宜，最好在37℃左右。洗完后要及时用干毛巾擦干，避免着凉。头发未干之前不要睡觉，以免引起头痛、脖子痛。

用温水洗脸可促进代谢物排出

产后新妈妈洗脸最好用温水，尤其是油性或干性皮肤的人。因为对油性皮肤者来说，温水能使皮肤的毛细血管扩张、毛孔开放，促进代谢物排出，利于清洁皮肤；干性皮肤的人用温水可使其避免冷或热对皮肤的刺激。

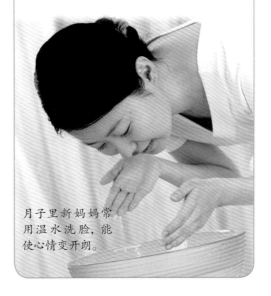

月子里新妈妈常用温水洗脸，能使心情变开朗。

这样做恢复快

在月子里，新妈妈要保持口腔的清洁以预防感染，如果担心牙龈受到伤害可以采用指漱的方法（用食指或食指裹上纱布刷牙）清理口腔，而且现在市面上有很多品种的月子牙刷，新妈妈们不妨备上一支。

第10天 清洁和营养拦住产褥感染

正常女性的阴道内寄生着大量的细菌，但大多数不会致病。因为女性的阴道有自净作用，子宫颈黏液所含的抗菌物质对细菌有杀灭作用，这是自身抗感染的能力。新妈妈因为生产，使得这种能力遭到破坏，就构成了产褥感染的潜在危险。

➕ 专家建议

产褥感染一般多发生在产后10天内，其他时间也可能发生。新妈妈一旦患了产褥感染，不要盲目自行服药，一定要及时求助医生，科学治疗，使用针对性强、敏感的抗生素。治疗期间，最好暂停哺乳。

外阴位置特殊，容易被污染

外阴部的生理构造较为特殊，它的前面是尿道，后面是肛门，中间是阴道，局部皮肤常被尿液、阴道分泌物浸润，容易被污染。产后分泌恶露，卫生纸巾与外阴摩擦，容易使局部皮肤发红、发热、肿胀。

而且新妈妈产后抵抗力低下，可能会因为局部皮肤损伤和调养不当，引起细菌感染而发炎。

这样做恢复快

新妈妈产后尽早下床活动，多锻炼身体，能增强体质，从而提高自身的免疫力和抗病能力。

宫口开放，细菌有可能会入侵

生产时，新妈妈宫口尚未闭合，会阴有撕裂伤或侧切伤，子宫内膜原来胎盘附着的部位又有创面，而且产后的血性恶露又有利于细菌的繁殖，这些都为细菌的入侵创造了条件。

细菌入侵有可能会引起阴道、宫颈炎症，如果炎症进一步扩散，可引起子宫内膜炎和子宫肌炎，进而可能会导致局部或全身感染。

保持清洁、补充营养预防产褥感染

新妈妈在产后要保持会阴部皮肤清洁，大小便后用纸擦净，应由前向后擦，大便后最好用水冲洗外阴。恶露未尽时应勤换卫生巾，勤换内裤，若局部有创伤、擦损，可以用金霉素油膏（或眼膏）、红霉素油膏涂搽局部。

分娩之后，新妈妈身体消耗很大，如果感到身体乏力，就一定要多休息。同时新妈妈的营养也要跟上，但是要讲究适度摄取，保证充足的水分，这样才有助于体力的恢复和抵抗力增加，进而降低产褥感染的发生率。

第11天 衣着宽松利于血液畅通

坐月子期间，新妈妈的主要任务是休息和照顾宝宝。在自己家里，新妈妈往往会选择舒适、休闲的衣服来穿。但是休闲并不意味着随心所欲，新妈妈在穿衣上要多加注意，以保证自身和宝宝的健康。

✚ 专家建议

产后不要立即穿塑身衣、束腰。这样束缚身体不利于产后恢复，而且容易造成身体水肿，不容易消除。

宽松舒适是第一位

产后衣着应该略宽大。很多新妈妈怕产后发胖，体形改变，就穿紧身衣服，进行束胸，或穿牛仔裤来掩盖已经发胖的身形。这样的衣着不利于血液流畅，特别是乳房受挤压极易患奶疖。

新妈妈的衣服以棉、麻、丝、羽绒等质地为宜，这些纯天然材料十分柔软，透气性好，还吸湿、保暖。

衣服要厚薄适中

传统月子讲究"捂"，就是避免着凉受风，这有一定的道理，但是新妈妈还是要根据自身的情况和天气变化适当增减衣物。

夏季应注意防止长痱子或引起中暑，天热最好穿短袖，不要怕暴露肢体，若感觉肢体怕风，可穿长袖。

冬季应注意保暖后背和下肢。而且新妈妈的衣服要常换，特别是贴身内衣更应经常换洗。内裤最好一天一换，内衣至少两天一换。

需要方便哺乳

母乳喂养的新妈妈还要考虑到哺乳的因素，套头的衣服容易遮住宝宝的脸，不方便妈妈观察宝宝的吃奶情况，应该尽量选择开身的睡衣或毛衫，方便给宝宝喂奶。

至于胸罩，市面上的哺乳胸罩很适合妈妈哺乳时使用。新妈妈产后会大量出汗，另外产后乳腺管呈开放状，为了避免乳腺管堵塞，胸罩最好选择透气的全棉面料制成的。

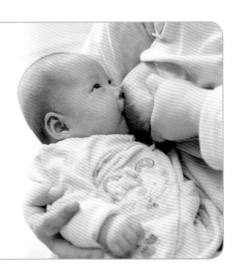

第12天 重视脚部保养，拒绝"脚后跟疼"

中医认为脚是人体的第二心脏，脚是人体保健养生的一个重点区域，脚部受凉会引发很多疾病的侵袭。而对新妈妈来说，脚部的保养尤其重要。坐月子期间新妈妈的身体是异常虚弱的，保护好脚对新妈妈身体的恢复帮助特别大，因此新妈妈月子里穿什么样的鞋就是重中之重了。

脚部保暖预防血液淤堵

生完宝宝后，新妈妈不要忽视脚部的保暖，一定要穿带后跟的棉拖鞋，尤其不能让脚后跟受凉。

因为脚后跟的内侧就是子宫反射区，脚后跟的外侧就是卵巢反射区，脚受凉之后会引起血液淤堵，对健康十分不利。

即使在室内活动，也应该穿带后跟的棉拖鞋，不要穿无后跟拖鞋，更不要穿高跟鞋。

鞋子一定要舒适柔软

新妈妈选择月子里要穿的鞋子时，一定要看它的鞋底是不是够柔软舒适。如果过早穿硬底鞋且长时间站立的话，很容易落下脚后跟疼的毛病，甚至埋下一辈子的病患。

同时还要看鞋跟会不会过高，因为新妈妈月子里身体骨骼没有完全恢复，脚底韧带松弛，此时穿高跟鞋会使身体重心过度前移，加重足部疼痛，还有可能引起腰部疼痛。

避震防滑也很重要

首先是避震，经过怀孕和生产，新妈妈的激素分泌发生了变化，会使关节韧带变得松弛。穿上有避震效果的鞋，能吸收走路时脚后跟处产生的震力，保护因为怀孕而受损的脊椎和其他关节韧带，这样有利于促进骨骼的恢复，自然也能减轻产后腰痛的状况。

其次是防滑，在月子里新妈妈身体虚弱，行动间要非常小心。如果新妈妈摔倒可不是一件小事，特别是抱着宝宝的时候，后果不堪设想，所以鞋子防滑十分重要。

这样做恢复快

新妈妈在产后不光要穿带后跟的棉拖鞋，最好再加双棉袜，即使在夏天坐月子也要穿上。这样不管是平时还是睡觉，都能保护脚部不受凉。

第13天 不能忽视气血调理

新妈妈现在有精力照顾宝宝了，看着他(她)一天一个样子，真是幸福极了。但新妈妈身体还没有完全康复，一定要把一部分精力分配给自己，关注一下自己身体的恢复情况。

适量饮水，补充体液

新妈妈自然分娩后，通常都会大量出汗，这种情况大概会持续2周左右。这是正常情况，不用担心。这与孕期血容量和雌激素增加、分娩时消耗大量体力有关。大量出汗，就需要适量饮水，补充水分。还要注意皮肤清洁，穿衣服要适当。如果穿得太厚，会妨碍汗液排出，穿得太少又容易感冒。应该与平时相似，不感觉寒冷或闷热即可。

重视血性恶露不尽

分娩后的新妈妈不要只顾着宝宝，而忽视自身的健康，尤其是血性恶露的变化。

如果血性恶露持续2周以上，量多或为脓性、有臭味，或者伴有大量出血等症状，应立即就医，以免发生危险。恶露多的新妈妈还要注意外阴卫生，每天用温开水清洗外阴部；选用柔软消毒卫生纸，内裤和卫生巾要经常换洗和更换，减少细菌侵入的机会，防止阴道感染。

小动作帮你改善气血

科学合理的锻炼能够促进人体造血功能，改善血液循环，而且还能促进食欲，增强脾胃吸收营养的功能。新妈妈们不妨在空闲时间做做像深呼吸、扩胸运动、转颈、搓脸、揉腹这样简单易行的小动作，让自己永远充满朝气和活力。

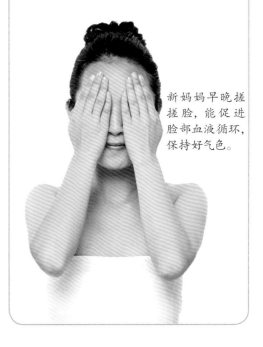

新妈妈早晚搓搓脸，能促进脸部血液循环，保持好气色。

这样做恢复快

现在新妈妈的胃肠已基本适应产后饮食，可以尽量吃一些传统的补气养血的食物，如猪心、红枣等，来调理气血。

第14天 催乳食物要循序渐进地吃

进入到第2周，新妈妈的胃肠已经慢慢适应产后的状况了，而宝宝的"饭量"也比以前增大了很多。如果新妈妈喂奶前没有乳房胀胀的感觉，喂完后乳房变化不大，宝宝喝完奶后依然哭闹，那就有可能是奶水不足，就要开始进行催乳了。

✚ 专家建议

很多新妈妈觉得直接抱着宝宝喂奶十分不舒服，于是采用人工吸奶器将母乳吸到奶瓶中来喂养宝宝。但是新妈妈在采用人工吸奶器时，不会像宝宝的嘴那样慢慢吸吮，很容易导致奶量越来越少。

补充催乳食物要循序渐进

虽说新妈妈的胃肠功能已经恢复得很好，但毕竟还在恢复当中，如果一下子食用大量油腻的催乳食品，很容易增加胃肠负担，减缓恢复进程。而且催乳太过，下奶太快，宝宝可能会喝不完，不但会造成浪费，还会形成乳腺管堵塞，导致急性乳腺炎。所以妈妈最好根据自己的体质和宝宝的需求，慢慢增加催乳食品。

早餐前半小时喝杯温开水

哺乳妈妈早餐前半小时喝一杯温开水，不仅可以润滑肠胃，让消化液得到足够分泌，刺激胃肠蠕动，防止哺乳期妈妈发生痔疮和便秘，还可以促进泌乳量。但最好不要喝饮料，否则不仅不能有效补充体内水分，还会增加身体对水的需求，造成体内缺水。

奶水不足的自我调理方法

1. 保护好乳房和乳头，一旦出现异常情况，应及时就医或请专业催乳师来指导哺乳。

2. 让宝宝多吸吮，以促进新妈妈脑下垂体分泌催乳激素，从而增加乳汁的分泌。

3. 注意补充营养，适当多吃些营养价值较高的食物，最好多食用富含蛋白质的食物，并增加水分的摄入。

4. 保证充足的睡眠，并学会调节情绪。保持开朗、乐观的心态，是保证哺乳期新妈妈奶水充足的重要因素。

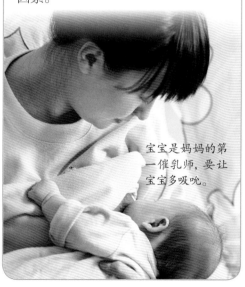

宝宝是妈妈的第一催乳师，要让宝宝多吸吮。

第15天 妈妈睡得好，气色红润奶水多

有很多新妈妈会遭遇失眠的困扰。导致失眠的原因很多，既有紧张、兴奋、抑郁、恐惧、焦虑、烦闷等精神因素，也有噪音、灯光等环境因素。新妈妈一旦出现睡不好的征兆，一定要及时调整。

跟随宝宝调整作息

刚刚出生的小宝宝不会管什么白天还是黑夜、妈妈在休息还是在做其他的事，他只会根据自身最本能的需求去睡觉、吃奶或者便便。他有什么不舒服了或者有什么要求了，只会用哭声来表达。所以，新妈妈要根据宝宝来调整自己的作息，抓紧时间休息，恢复身体。其实，新生的宝宝也很懂妈妈的辛苦，只要他吃饱了，身上没什么不舒适，一般都是在安安静静的睡眠中。因此新妈妈也不要老是担心这担心那，放心去休息就是了。

卧室灯光对睡眠很重要

舒适的灯光可以调节新妈妈的情绪而有利于睡眠。新妈妈可以为自己营造一个温馨、舒适的月子环境，在睡前将卧室中其他的灯都关掉而只保留台灯或壁灯，灯光最好采用暖色调，其中暖黄色的灯光效果会比较好。

产后失眠自我疗法

1. 养成睡前不胡思乱想的习惯，睡觉前，可以听一些曲调轻柔、节奏舒缓的音乐。

2. 刚吃完饭不要立刻睡觉，消化系统的正常运作会打扰到睡眠；但是牛奶或蜂蜜水可以喝一杯，这些有镇静的作用，可帮助睡眠。

3. 适当做些身体锻炼，做点简单的运动，如散步、伸展四肢等，都可以促进睡眠。

4. 调理好自己的心情最为重要，心情调理好了，失眠的症状自然也会消失。

5. 在经历了分娩以后，新妈妈气血亏虚，容易疲乏，此时每天用热水泡泡脚，对恢复体力，促进血液循环，解除肌肉和神经疲劳大有好处。在泡脚的同时，不断地按摩足趾和足心，效果会更好。

 这样做恢复快

白天尽量在同一时间段内休息，10~20分钟就能让精力充沛。如果白天小憩时间超过这一长度，醒来后可能比没休息精神还差。

第16天 挑食、偏食、盲目忌口都不行

经过一段时间的调养，新妈妈的胃肠功能逐渐恢复，胃口也逐渐好起来。新妈妈可以适当多吃些有营养的食物，补充一些微量元素。这样既有益于自己身体的恢复，又有益于宝宝通过乳汁更好地吸收营养。

今日提醒

新妈妈需要多种营养素，但是千万不能用营养素代替饭菜，应遵循人体的代谢规律，食用自然的饭菜才是正道，真正符合药补不如食补的原则。

不挑食、不偏食、不盲目忌口

月子里营养必须全面，才能满足新妈妈和宝宝的需要。如果新妈妈挑食、偏食或盲目忌口，都可能导致某些营养素缺乏，影响新妈妈的恢复和宝宝的健康。

比如钙，新妈妈哺乳每日需要消耗300毫克的钙，如果不及时补充，可能会让新妈妈患上骨质疏松症，出现肌肉无力、腰酸背痛、牙齿松动等症状。比如维生素，维生素能维持新妈妈身体健康，促进乳汁分泌，保证供给宝宝高质量的乳汁，以满足宝宝生长发育的需要。

喝汤更要吃肉

很多新妈妈喝完汤后对剩下的熬汤的材料弃如敝履，认为营养都熬在了汤里，只要喝足量的汤，就能保证宝宝有营养的乳汁了。这其实是错误的做法。虽然喝汤能促进乳汁分泌，但是很多食材的营养不会通过熬煮就能融到汤里的。所以如果只喝汤不吃肉，就会影响身体对营养的全面摄取。

月子里营养需求量到底是多少

研究表明，在产后一年内，哺乳妈妈每天约需要热量9660千焦(约2300千卡)，蛋白质90~100克，钙、铁、维生素、烟酸、叶酸等。这些营养物质，全靠膳食来供应。因此，产后饮食质量要高，品种要全。

营养学家推荐新妈妈每日摄入食物量为：牛奶300~500毫升，瘦肉(含脏腑、鸡、鸭、鱼、虾)150~300克，鸡蛋1~2个，豆类(含豆制品)50~100克，蔬菜(尽量用绿叶菜)500~700克，谷类(可用部分粗粮)500~750克，糖20~50克，水果200~250克。

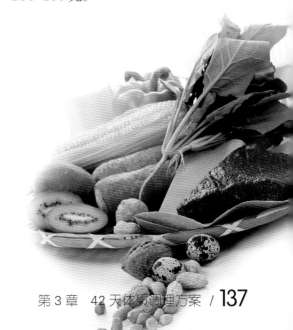

第17天 肠道通畅身体毒素少

产后，肠蠕动会减慢，一些新妈妈怕伤口疼，不敢用力大便。大便排不出，容易发生便秘，进而诱发痔疮。这让新妈妈焦虑不安，感觉身体里堆满了毒素。赶快想办法解决吧，肠道通畅了，你的心情自然会好，宝宝也会受益。

定时排便建立条件反射

新妈妈最好在每天早饭前后排便，因为这符合人体的生理规律。早上起床后的直立可促进结肠运动，吃饭后由于食物的刺激可加速胃肠蠕动，易于排便反射的产生。如果刚起床没有便意，也可以选择在中餐或晚餐之后。新妈妈只要坚持一段时间，即可逐渐建立起排便的条件反射，形成习惯后就能定时、顺利、快速地排出大便了。

改变排便陋习

当有便意时，有些新妈妈经常忽视或强忍不便。粪便没有按时排出，在肠道内滞留过久，会变得干燥而导致便秘。久而久之会引起直肠性便秘。

还有些新妈妈，在排便时看报纸、手机，这样很容易转移排便的注意力，使主动排便的意识减弱，长期下来就会形成排便规律差、排便时间长的坏习惯。

运动促进肠蠕动

新妈妈们可以躺在床上做凯格尔运动，以锻炼肛门肌肉。

仰躺在床上，双脚的膝盖弯曲，类似分娩前做妇科检查的姿势。收缩骨盆底肌肉，就像平常解小便中途忽然憋住的动作。持续收缩约10秒，再放松10秒，如此重复15次，每天1次。

新妈妈在运动时，姿势和用力一定要正确，腹部、大腿、臀部均不需用力，运动次数和收缩强度需视新妈妈体质和手术情况而定。

顺产新妈妈多做凯格尔运动，还能紧致阴道。

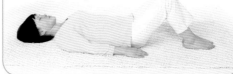

这样做恢复快

到这个时候，新妈妈的胃口基本调过来了，就会大量进补。但是吃太多油腻的东西，营养并不会让新妈妈完全吸收，反倒会给胃肠增加负担。因此，最好荤素搭配，注意营养均衡。

第18天 别让寒邪在月子里趁虚而入

新妈妈刚生完宝宝后，身体会变得非常虚弱，一定要照顾好自己的身体，否则可能会落下腰酸、背痛等月子病。新妈妈也只有照顾好自己，才能更好地照顾宝宝。

月子里不要碰冷水

刚生产完的新妈妈全身骨骼比较松弛，如果冷水侵袭到骨头，很可能落下种种"月子病"。所以，新妈妈在月子里千万不要碰冷水，即使在夏天，洗东西仍然要打开热水器用温水。另外，像开冰箱取食物等动作也应尽量避免。

别让冷风吹袭关节

新妈妈月子里应注意保暖，特别是天气变化时要及时添加衣服，避免受冷风吹袭，受凉可能会落下月子病，尤其是腰部和肩颈。

比如给腰部保暖，可以用旧衣物制作一个简单的护腰，最好以棉絮填充，并且在腰带部位缝几排纽扣，以便随时调节松紧。护腰不要系得过松或过紧，太松会显得臃肿、碍事，也不能起到很好的防护和保暖作用；太紧会影响腰部血液循环。

对于肩颈部，其实大家还要关心一下手臂的保暖。比如睡觉时热了，最先"跑"出被窝的就是手臂。所以新妈妈选择坐月子用的护肩时，最好选带袖子的，尤其是在冬天坐月子的妈妈。

月子里干活要量力而行

有些新妈妈觉得自己恢复得不错，早早的就闲不住要干活，甚至做一些重体力活。这其实是很不可取的。比如常常蹲下来洗衣服、拿东西，或者拎很重的东西，这有可能会导致子宫脱垂、腰腿酸痛和其他一些月子病。所以有些事情还是放手让新爸爸去做吧。

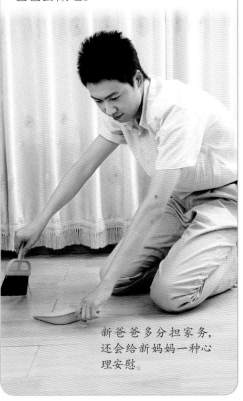

新爸爸多分担家务，还会给新妈妈一种心理安慰。

第19天 气血旺，奶水才能如泉涌

宝宝的胃口逐渐增大，总是把妈妈的乳房吃得瘪瘪的，催乳成为妈妈当前进补的最主要目的。而催乳的前提是妈妈的身体要恢复好，气血旺盛，才能分泌出更多的乳汁。

今日提醒

即使为了催乳，进补仍要适量，吃过多的燥热食物，可能会引起乳腺炎、尿道炎、便秘或痔疮。

如何判断母乳量是否够

妈妈有时候发现，宝宝喝了好长一段时间的奶，可还是"赖"着妈妈的乳头不放，稍一挪开，就会哭闹。妈妈就会怀疑是不是自己的母乳量不够。

很多时候，宝宝的小嘴不肯放开妈妈的乳房，并不是因为他没吃饱，而是吸吮对宝宝而言，原本就是一件幸福的事儿。

判断母乳量是否足够，可以在宝宝喝完奶后，再抱一会儿，看宝宝能否安然入睡。此外，妈妈要留意宝宝的小便次数和体重增加情况。在不添加其他食物的情况下，宝宝一天有数次小便，尿的颜色为无色或淡黄色，以及宝宝1周的体重增长大于125克，这些生长发育都能说明妈妈的乳汁量是足够的。

戴胸罩能促进乳房血液循环

产后妈妈从哺乳期开始，就要坚持戴胸罩，以免乳房下垂。工作、走路时乳房震荡厉害，乳房下垂就会更加明显。戴上胸罩，乳房有了支撑，乳房血液循环通畅，对增进乳汁的分泌和提高乳房的抗病能力都有好处，还能保护乳头免受擦伤。

妈妈吃得好，奶水质量才高

妈妈在哺乳期间，所需营养物的质和量，都比平时要高。饮食要新鲜、多样化，不要偏食。多吃含有丰富蛋白质的食物，如牛奶、豆制品、鱼、鸡肉、蛋、瘦肉等。同时，尽量多吃各种新鲜蔬菜、水果，要多喝汤。妈妈吃得好，自身健康，泌乳充足，才能保证宝宝健康成长。

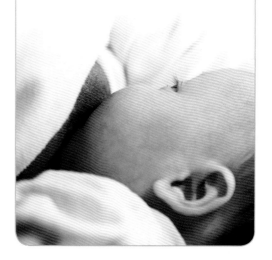

这样做恢复快

坚持让宝宝吮吸，尽量排空乳房，使乳汁分泌顺畅，这样还有利于赶走乳房的胀痛问题。

第20天 哺乳方式对了，腰背才不痛

新妈妈分娩后内分泌系统没有得到调整，骨盆韧带还处于松弛状态，腹部肌肉也由于分娩而变得较为松弛。此外，产后照料孩子要经常弯腰，或恶露排出不畅引起血淤盆腔。因此，产后腰痛是很多新妈妈经常遇到的麻烦。

学会用正确的姿势哺乳

妈妈全身肌肉放松，腰后、肘下、怀中垫好枕头。坐在椅子上，踩只脚凳，将膝盖提高。坐在床上，就用枕头垫在膝盖下。不要前倾身体将奶头送进孩子嘴里，而是利用枕头将孩子拥抱到自己胸前。

宝宝横躺在怀里，整个身体对着妈妈，脸对着乳房。他的头应该枕在妈妈前臂或者肘窝里，用前臂托住他的背，手托住他的屁股或腿。

用正确的姿势哺乳，不仅能让宝宝吃得舒服，还可以预防颈背酸痛、手腕疼痛、腰痛等月子病。

充足的休息与补钙并重

产后要保持充分的睡眠，经常变换卧床体位。还要避免经常弯腰、久站、久蹲，避免提过重或举过高的物体，不要过早跑步、走远路，以免导致产后子宫后位或子宫脱垂而引发腰痛。要经常活动腰部，使腰肌得到舒展。

还要补充足够的钙，特别是哺乳的妈妈，既要保证宝宝的营养供应，也要使自己体内流失的钙得到补充。必要时可以和宝宝一起晒晒太阳，促进钙的吸收。

腰部保健：产后摩擦腰部

双手搓热，以两手掌面紧贴腰部脊柱两旁，直线往返摩擦腰部两侧，一上一下为1遍，连做100遍以上。臆想腰部的热感越来越强而达整个腰部。产后每天摩擦腰部，具有行气活血、温经散热、壮腰益肾等作用。

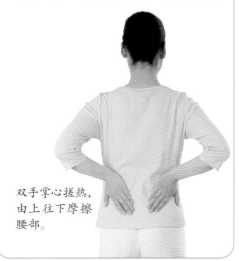

双手掌心搓热，由上往下摩擦腰部。

这样做恢复快

产后要避免过早穿高跟鞋。过早穿高跟鞋会使身体重心前移，会通过反射涉及腰部，导致腰部疼痛。

第21天 加强盆底肌肉力量，预防子宫脱垂

子宫脱垂是因为分娩后子宫韧带和盆底肌变得松弛而无弹性，子宫很容易随体位变化发生位置的改变。子宫因此而沿着阴道方向往下移动。在有些情况下可能会更严重，由此新妈妈常常会感到小腹坠痛和腰酸。

✚ 专家建议

新妈妈产后要避免长时间弯腰、久站、久蹲或是做重活，以防子宫出血和子宫下垂，影响形体恢复和身体健康。

分娩损伤有可能会导致子宫脱垂

分娩时造成子宫脱垂的因素主要有胎儿体型过大，孕妈妈无法正常分娩而导致滞产，从而伤害了子宫颈旁的一些组织，造成子宫脱垂。分娩后子宫脱垂可能与孕妇分娩巨大胎儿，或是胎儿久久分娩不出所导致的分娩损伤有很大的关系。

避开重活可以预防子宫脱垂

新妈妈产后要充分休息，避免过早参与体力劳动，如肩背、挑担、手提重物、上举劳作或长期下蹲等。在身体还没有完全恢复时，就常蹲着干活，比如洗衣服、洗菜之类，都会使得腹压增加，从而使子宫沿着阴道的方向下垂导致子宫脱垂。

分娩后新妈妈不注意睡觉的姿势，常采取仰卧的睡法，造成慢性尿潴留，也会导致子宫脱垂或子宫后位。

加强盆底肌肉训练

轻度的子宫脱垂采用保守治疗法，就能取得良好的治疗效果。可以采用体操方法进行有关肌肉锻炼，特别是盆底肌肉的运动锻炼，使松弛的肌肉通过运动来增加其张力，可协助恢复功能。

严重的话，比如伴有膀胱膨出，有尿频、排尿困难、尿失禁等症状，应及早去医院治疗。

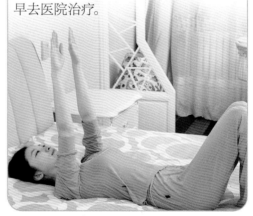

合理饮食，拒绝便秘

产后新妈妈要注意护理身体，饮食上要合理搭配，预防便秘，保持大便通畅。一旦便秘了，用力排大便时可能会导致子宫脱垂。还要注意防寒保暖，预防感冒咳嗽，如有慢性咳嗽，一定要积极治疗。

第22天 从月子里开始预防产后脱发

传统坐月子习俗中有许多错误的说法，比如说在月子里梳头、洗头，日后会掉头发，而且还会得终生不能治愈的头痛病等。这显然是不科学的说法。但是产后许多新妈妈容易掉头发却是事实，这给新妈妈们带来了不少烦恼。

➕ 专家建议

有些新妈妈的脱发是心理因素造成的，主要是产后存在不愉快的情绪和精神压力。新妈妈只要调整好心态，好好补充营养，掉发的现象就能得到改善。

及时补充营养

头发的生长不但需要有丰富的蛋白质，还与海鱼等所含的一些微量元素有关，尤其是锌。怀孕和分娩会造成新妈妈体内"内环境"的突然改变，体内激素比例出现失调。

分娩还易造成产后妈妈头发营养供给不足，使毛囊细胞功能受到影响，从而造成脱发。生产时大量失血，也会使头发失去血液滋养而脱落。因此产后妈妈们应注意饮食的多样化，及时补充维生素、蛋白质和矿物质，这将有助于头发的恢复和生长。

这样做恢复快

不要误信月子里不能洗头的传统禁忌，只要做好保温准备，定期洗头，保证头皮清洁，不影响毛囊细胞呼吸，就能改善掉发现象。

短期内最好不要烫发

分娩后半年内，妈妈的头发不但非常脆弱，而且极易脱落。如果再用化学冷烫精烫发，会加剧头发脱落。另外，化学冷烫精一旦被宝宝接触、吸收，还会影响宝宝的正常生长和发育。为了宝宝的健康，妈妈最好等宝宝断奶或分娩一年后再烫发。

使用合适的梳子常常梳头

不要用塑料梳子梳头，塑料梳子与头发摩擦时容易产生静电，从而给头发和头皮带来一些不良的刺激。可以经常用木梳或牛角梳梳头，或者用手指有节奏地按摩、刺激头皮，可以促进头皮的血液循环，有利于头发的新陈代谢。另外要选用性质温和，适合自己的洗发用品，定期清洗头发。

发梢打结时可用梳子沾点水再梳理。

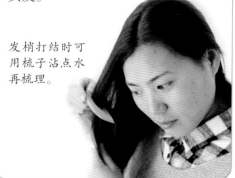

第23天 宝宝会跟着妈妈上火

哺乳期的妈妈在月子里需要吃些高蛋白、高热量的食物来补充能量，但是吃多了，身体终究无法适宜，加上生活节奏被宝宝的到来打乱，妈妈容易着急上火。妈妈上火会影响到乳汁，宝宝也就容易跟着上火，引发湿疹、口疮或上呼吸道感染。

少吃橘子、西瓜和柿子

橘子微酸、性温，吃太多容易上火，而且新妈妈的肠胃功能较弱，不宜吃太多。但是，橘子核、橘络（橘子瓣上的白丝）有通乳作用。新妈妈乳腺不通，可在煮粥时放入适量的橘络同煮服用。西瓜虽然味道甘甜，但因其性凉，新妈妈不宜多食。柿子味甘，性寒，产后妈妈的身体很虚弱，最好不要吃。

多吃清火食物

新妈妈如果上火了，一些清火的药物最好不要吃，性寒凉的食物也不能多吃。平时吃东西时要注意，不能吃辛辣的食物，不要吃橘子等热性水果，少吃或不吃热性作料，如花椒、茴香等，这些东西容易引起上火。上火了可适量吃些绿豆、柚子、芹菜等清火食物。

火锅最好吃清汤的

很多爱吃火锅的新妈妈怀孕时一直忍着没有吃，一生完宝宝，就觉得可以放开吃火锅了。其实不然，月子期间，新妈妈本来就爱上火，吃火锅会让新妈妈更加上火，尤其是哺乳的新妈妈，会使乳汁变得油腻和火性，宝宝吃了也容易上火和腹泻。此外，火锅原料多是羊肉、牛肉等生肉片，还有海鲜鱼类等，火锅一吃就会过量，吃的东西又杂，很容易引起肠胃不适。火锅里面还有大蒜、大葱、辣椒等，这些新妈妈也应该少吃。

新妈妈上火时，每周可以喝一两次绿豆粥。

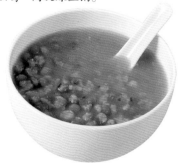

这样做恢复快

容易上火的新妈妈，要适当控制一些高蛋白、高热量的食物的摄入量，吃一些清凉的水果蔬菜，还可以多喝点水，心态放平和，都能起到降火的作用。

第24天 呵护眼睛，还你善睐明眸

新妈妈坐月子的时候，眼睛的护理非常重要。产后新妈妈的五脏虚损、精气不足，眼睛失去养分，就会影响眼睛的生理功能，造成视疲劳，甚至是视力衰退。所以，产后新妈妈一定要呵护好眼睛。

不要长时间盯着手机、电脑屏幕

坐月子期间最好不要使用手机、电脑，特别是在光线比较暗的环境下，因为这些电子产品的屏幕比较刺眼，长时间注视会伤害眼睛。产后新妈妈一定要经常闭目养神，让眼睛得到充分的休息。

看电视要选好位置

在月子里新妈妈应注意休息，要控制看电视和上网的时间，否则眼睛会感觉疲劳。一次观看电视或上网的时间不要超过1小时，观看过程中，要时不时闭上眼睛休息一会儿，或起身活动一下。

另外，电视机放置的高度要合适，最好略低于水平视线。新妈妈要与电视机或电脑保持一定距离，与电视机的距离应是电视机屏幕对角线的5倍，这样可以相对减轻眼睛的疲劳。

这样做恢复快

多与家里人交流育儿经验，或者通过其他渠道了解外界，比如和爱人谈谈外面的事，这样能减少用眼时间，还能知道自己想要了解的。

读书看报要控制时间

与玩手机、看电视相比，读书看报比较适合新妈妈。白天读读书，看看报，光线对眼睛的刺激很小，但毕竟还是用眼，所以需要控制阅读的时间，不宜长时间用眼，以免造成视疲劳。

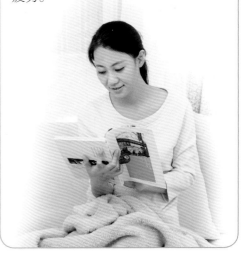

月子里哭泣伤气血

俗话说"妈妈一滴泪比十两黄金还贵重"。产后妈妈雌激素急剧下降，伤口还未复原，本来就已经气血损耗，若再哭泣则更伤气血，可能会对眼睛造成伤害。因此产后妈妈尽量不要哭泣，看电视时也不要选那些煽情的苦情戏，要好好地休养。

第25天 皮肤瘙痒自如应对

妈妈皮肤清爽顺滑，宝宝躺在怀里才会睡得更香。可是有些新妈妈会出现皮肤瘙痒，这会使新妈妈心情烦躁，根本不能开心地面对宝宝，更别说全心全意地照顾宝宝了。当出现皮肤瘙痒时，一定要做出明确的诊治，这样才能舒舒服服地坐好月子。

产后皮肤奇痒怎么回事

产后皮肤瘙痒多数出现在头胎的新妈妈身上，主要病症是产后皮肤出现过敏瘙痒现象。先是在肚皮上，尤其是妊娠纹的附近，产生一些小小的红疹，逐渐融合成一片，慢慢蔓延到大腿。

这种痒疹和妊娠纹的产生有很大关系。孕期体重增加过快的新妈妈就较容易出现皮肤瘙痒，新妈妈的痒疹通常在产后1~3个月就会消失。

不洗或过度清洗都会引起皮肤瘙痒

1.盲目听从老人的话。传统观念认为，坐月子期间是不可以洗澡的，初产妇没有经验，听从老人的建议不洗头，不洗澡，容易引起痱子、汗腺炎或者其他皮肤感染，产生皮肤瘙痒。

2.过度洗手。担心小宝宝受到病菌的感染，洗手的频率大大增加。手部皮肤保护层被破坏，，就会造成俗称"富贵手"的手部湿疹。

3.过度清洗乳头。为了喂母乳，妈妈们常会频繁地清洁乳头，加上宝宝吸吮时的摩擦，造成严重的皮炎，常是又痛又痒，极为难受。

皮肤瘙痒的应对方法

1.洗澡时水温不宜过高。用温度过高的水洗澡，会使皮肤更干燥，引起全身发痒。应用接近于人体温度的水洗澡，洗完澡后擦一些保湿乳液。

2.注意清洁皮肤。容易出汗的新妈妈，应穿棉质内衣，并勤洗澡、洗衣，洗澡时注意皮肤褶皱部位的清洁。

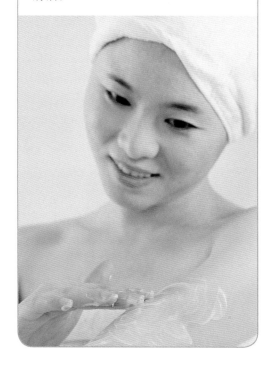

第26天 补钙，妈妈宝宝都获益

很多新妈妈怀孕时特别注意补钙，但是等生完宝宝后就忽略了补钙的重要性。其实，产后新妈妈更易缺钙，尤其是哺乳的妈妈。如果钙的摄入量不足，新妈妈就会动用体内的钙，以保证乳汁中钙的含量，所以产后补钙很有必要。

哺乳会让新妈妈流失更多的钙

哺乳的妈妈由于产后体内雌激素水平降低，泌乳素水平增高。在月经未恢复到正常时，骨质里更新钙的能力下降。而哺乳也会让妈妈流失更多的钙。

研究表明，每分泌 1000~1500 毫升的乳汁，妈妈就要失去 500 毫克的钙，乳汁分泌量越大，钙的流失量就越多。所以在哺乳期，妈妈每天需摄取 1200 毫克钙，保持分泌的每升乳汁中含有 300 毫克以上的钙，就是最佳的。因此新妈妈要经常喝牛奶、吃些豆制品来补钙。另外，还要多吃水果，可促进钙质被有效地吸收和利用。如果食物中的钙含量不好确定，也可以适当补充钙片。

新妈妈缺钙会引起宝宝佝偻病

新妈妈月子里缺钙会引起腰酸背痛、腿脚抽筋、牙齿松动、骨质疏松等常见的月子病，而奶水中钙含量不足，宝宝易患佝偻病、日后的生长发育也会受到影响。所以说，月子里新妈妈如果不及时补充足够的钙，不仅会影响自己产后身体的恢复程度，还会使得宝宝以后的抵抗力低下，加大患病的可能。

浓茶和碳酸饮料影响钙吸收

哺乳期间新妈妈不能喝浓茶。因为茶中的鞣酸容易与多种金属元素结合为不溶性的盐，从而造成体内矿物质缺乏，不利于新妈妈健康。咖啡还会使人体的中枢神经兴奋。虽然没有证据表明它对宝宝有害，但同样会引起宝宝神经系统兴奋。碳酸饮料不仅会使哺乳妈妈体内的钙流失，它含有的咖啡因成分还会使宝宝吸收后烦躁不安。

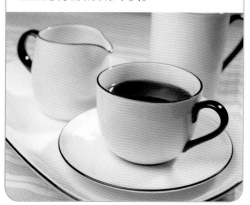

这样做恢复快

产后新妈妈可以在家隔窗晒太阳，并做产后保健操，这样能促进骨密度恢复，增加骨硬度。

第27天 哺乳期间要谨慎用药

众所周知，许多药物都能通过血液循环进入到乳汁中，其中一些可能会对宝宝造成不良影响或损害，有时甚至很严重，如引起宝宝病理性黄疸、耳聋、肝肾功能损害或呕吐等。因此产后妈妈一定要慎用药物，如果必须要用药时，一定要遵守医嘱。

感冒了能不能哺乳

刚出生不久的宝宝自身带有一定的免疫力，妈妈不用过分担心感冒会传给宝宝，而不敢喂奶。但新妈妈常与宝宝在同一个房间，所以应坚持每天开窗通风2~3次，每次半小时，保持房间内空气的流通，防止感冒病毒侵染。通风时应先将妈妈和宝宝暂移到其他房间，避免对流风直吹而着凉。

而喂奶时，妈妈最好戴上口罩。如果妈妈感冒时并未出现高热，只需多喝水，吃清淡易消化的食物，也可吃些刺激性小的中成药物，如板蓝根冲剂等。但要在吃药前哺乳，且吃药后半小时以内不喂奶。如果感冒并伴有高热，可暂停母乳喂养1~2天，停止喂养期间，还要常把乳汁挤出，以免影响乳汁分泌。如果感冒较重需服用其他药物，应该听从医生指导，以防止某些药物进入母乳而影响宝宝的生长发育。

这样做恢复快

妈妈可以让家人将醋和水以1∶3的比例混合，关紧门窗，加热食醋使其在空气中逐渐蒸发掉，有消毒防病的作用。

要和医生充分沟通

到医院就诊时，要及时与医生沟通，说明自己正在哺乳。在服用药物时也要注意仔细看药物说明书，看该类药是否标明哺乳期禁用。若必须服用某种药物，且该药物可能对宝宝产生影响时，新妈妈应该暂停哺乳，并在停药数天后再恢复哺乳。用药期间要注意，将乳房排空，以免影响以后乳汁分泌。

服药后至少隔4小时再哺乳

如果医生确定新妈妈所服用的药物不会损害宝宝的身体，那么就尽量不要随意中断哺乳。但是服药时一定要注意调整喂奶时间，最好在哺乳后马上服药，并且尽可能地推迟下次给宝宝喂奶的时间，至少隔4小时，这样会使奶水中的药物浓度降到最低，尽量使宝宝少吸收药物。

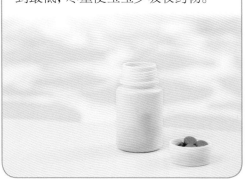

第28天 妈妈补水就是给宝宝补奶

月子里,新妈妈常感到口渴,而且会大量出汗,又新增了哺乳宝宝的任务,所以极需要水分的补充。正确的喝水习惯会使产后妈妈松弛的腹部皮肤更快地恢复弹性,但是新妈妈不能逮着水就喝,其中还是有些事情需要注意的。

白开水是月子里最好的饮料

白开水是新妈妈月子里最好的饮料,提供了多种新妈妈和宝宝需要的营养素。所以在水肿消失后,新妈妈还是要多多地补充水分。不过产后第1周不要过量喝水,因为此时水肿还没消失,过量喝水会导致小腹突出、胃下垂等,对产后形体恢复也有影响。

月子里补充水分很重要

在月子里,很多新妈妈因为胃液中盐酸分泌减少、胃肠功能未完全恢复,有的还爱出汗,所以常常觉得口渴。而且有的妈妈需要母乳喂养宝宝,身体对水分的要求也跟着增加了。因此,在月子里,新妈妈必须补充大量的水分,才能满足自己和宝宝的生理需求。

当然,补充水分不一定只喝白开水,果汁、牛奶、汤等都是较好的选择。另外,水分的补充还有助于新妈妈缓解疲劳,促进新陈代谢、预防产后便秘。

喝水要有选择

月子里补充水分有一定的注意事项,平时常喝的碳酸饮料、浓咖啡、浓茶等,这些都不适宜新妈妈饮用。甚至白开水,也要有选择,比如下面两种水,新妈妈就要避开饮用。

1. 久沸水。就是久沸和反复沸腾的开水。科学研究证明,这种水中有对人体有害的物质,人饮用后容易引起血液中毒。新妈妈产后本来就体弱,抵抗力差,更不能饮用有毒久沸水。

2. 老化水。就是放置时间过长的水。热水瓶中的开水放置超过48小时,随着水温的下降,水中含氯的有机物会不断地被分解成有害的亚硝酸盐。

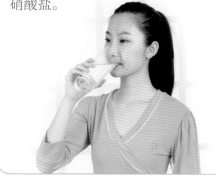

第29天 滋补过头，反而不好

为给新妈妈补充营养，并使她们有充足的奶水，一般家庭都很重视产后的滋补。但要知道，大补特补既浪费又有损健康。因为滋补过量容易导致肥胖，肥胖会使体内糖和脂肪代谢失调，引发各种疾病，甚至宝宝也跟着受罪。

> **今日提醒**
>
> 用中药煲汤给新妈妈进补要注意，不同的中药特点各不相同，用中药煲汤之前，必须通晓中药的寒、热、温、凉等特性。

坐月子不要盲目滋补

月子里滋补很重要，但要科学膳食。历经分娩，新妈妈身体消耗很大，又要有充足的奶水哺喂宝宝。因此，月子里补充营养十分重要，但也要讲究科学。很多新妈妈在月子里猛吃猛喝，且都是大补的食物和营养品，其实这对身体恢复和调养是十分不利的。新妈妈在月子里要荤素搭配，多吃温补且刺激性小的蔬菜和水果，如苹果、猕猴桃等。

滋补太过可能会肥胖

新妈妈不宜过量滋补，过量滋补的妈妈易患肥胖症，从而引发多种疾病。新妈妈肥胖还会造成乳汁中脂肪含量增多，最终导致宝宝肥胖或腹泻。新妈妈的饮食要清淡，同时食品种类要丰富，经常变换花样，多做高营养的汤水，少用煎、炸等不健康的烹调方法。新鲜的蔬菜水果，不仅可以补充肉、蛋类所缺乏的维生素 C 和膳食纤维，还可以促进食欲，帮助消化及排便，防止肥胖。

以天然食物为主

有些人认为怀孕和生产的过程让妈妈大伤元气，要多吃些保健品。其实新妈妈还是要吃天然食物，尽量少吃人工合成的各种补品。但可以选择一些专为新妈妈设计的多种维生素或钙片，因为月子里，尤其是进行母乳喂养的妈妈需要补充更多的维生素和钙、铁等矿物质。

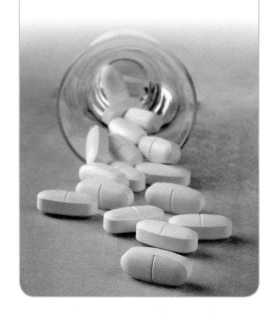

第30天 出了月子还要继续补血

养了1个月了，许多新妈妈都认为自己补得差不多了，就忽略了补血。其实新妈妈生产时失去的大量气血通过短短的1个月是补不回来的，何况还要继续哺乳。所以即使出了月子，为了以后的健康与瘦身，新妈妈要根据自身情况，将补血"提上日程"。

✚ 专家建议

产后新妈妈每餐可以适当吃些新鲜蔬菜水果，特别是红色的蔬菜，如西红柿、红苋菜等，这类蔬菜具有补血、生血、活血等功效。

产后贫血要早早调理

有些新妈妈因为生产时出血比较多，会引起失血性贫血，还有的新妈妈因为以前就患有慢性贫血疾病，产后贫血的情况会加重。贫血会影响新妈妈的身体恢复和宝宝的营养健康，应该早点调理。家人给新妈妈准备食物时，应多准备一些富含铁元素的食物，如动物肝脏、猪血、鱼、蛋类、豆类、木耳、红枣以及新鲜的蔬果等。同时新妈妈生活作息要规律，不要进行强度大、动作幅度大的运动，以免过度劳累。

这样做恢复快

如果新妈妈失血比较多，可以适当服用补铁制剂来帮助身体制造红细胞。但是，补充剂并不能代替正常饮食中的营养元素。

补气养血可以调经理血

气血的调养对新妈妈来说特别重要，由于新妈妈的生理特点，分娩消耗的气血需要在月子里逐渐补充回来。但月经来潮，血液又会有一定量的消耗和流失，经期情绪、心理的变化，身体中雌激素分泌变化，可能会导致月经失调。随之而来，肌肤也会出现各种各样的问题：肤色暗淡、眼圈发黑、脸上长痘等。而补气养血可以从根本上调经理血，是拥有健康容颜的基础。

补血首先要补气

养血的前提是先补气，恢复元气才是关键。中医认为，健脾补气才能调节血液在身体里的运行，使血气更加充足。因此，食物要富于营养，易于吸收，还要以温补和清养为主。不要吃油腻、生冷、辛辣的食物，这些不利于养气血，还会影响乳汁分泌。

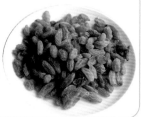

每天吃一小把葡萄干，能帮助新妈妈补气益血。

第31天 避重就轻预防"妈妈腕"

"妈妈腕"在临床上很常见，医学上又称为手腕狭窄性肌腱滑囊炎，主要症状为手腕拇指侧疼痛。在月子中，新妈妈因为生产，肌肤毛孔大开，骨骼松弛，而哺乳也会使得钙大量流失，造成骨质疏松。这时如果受凉、活动太多或者干重活，很容易让关节受损，引起炎症，比如"妈妈腕"。

✚ 专家建议

在月子里，有些手部动作比较频繁的家务活，比如炒菜等，即使不需要太使力，新妈妈最好还是尽量避免，预防手部关节受损。

不要单手抱宝宝

月子里妈妈抱宝宝的姿势不对，或做家务，或频繁地使用手腕，或长时间玩手机、用电脑等，使手腕过于疲劳，就容易造成手腕痛。应对此种疼痛，新手妈妈在抱宝宝时，尽量不要单手抱，也不要抱得太久，更不要单纯依靠手腕的力量抱宝宝，要将宝宝靠近自己的身体，分散重力。并且尽量少干或不干重体力活，像一些重复性的家务活，比如炒菜、打扫等，要做一段时间歇一段时间。还要减少玩手机和电脑的时间，多注意休息。

这样做恢复快

不要触摸凉性的东西，洗澡之后要立刻擦干，不能受风寒。像洗衣服之类还是最好避免。

如何确定得了"妈妈腕"

"妈妈腕"疼痛的位置是在大拇指近手腕的地方，症状通常是慢慢加重，而不是突然发生的。如果将大拇指握住，并将手腕弯向小指侧时，因为发炎的肌腱滑囊受到拉力牵扯引发疼痛，就有可能得了妈妈腕。当新妈妈感到手腕部发酸、发胀时，一定要注意休息，并两手交替按摩或者热敷。如果症状没有减轻反而加重的话，应及时就医。

做做手关节保护操

1. 两手前伸，手掌相贴，腕关节靠拢，十指直伸，重复 10~15 次。

2. 两手前伸，用力握拳，然后迅速伸直手指。重复 12~15 次。

3. 两手向两侧伸直，分别以腕关节、肘关节和肩关节的轴心按顺时针方向、逆时针方向各转动掌骨和指骨 10~15 次。

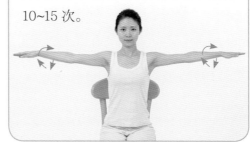

第32天 产后瘦身不能依靠束腹带

在怀孕期间，子宫的增大对内脏造成挤压；产后，子宫立即变得空虚，之前被抬起的内脏随即下垂。而内脏下垂会使女性未老先衰，也会导致小腹凸出，所以坐月子期间要勤绑束腹带，不仅可以帮助体形的恢复，还有利于防止器官下垂，对内脏有举托作用。

✚ 专家建议

绑束腹带有一定的讲究，睡觉时最好不要绑，饭前饭后都要重新绑。若是夏天坐月子，最好在束腹带里垫一块毛巾吸汗，等汗湿后可以更换。

束腹带并不能帮助产后瘦身

产后6个月内脂肪是流动的，这段时间是重塑体形的最佳时机，合理使用束腹带对产后体形恢复有极大的好处。但产后瘦身不能依靠束腹带，束腹带的主要作用是帮助固定腹壁，防止内脏下垂，但是束腹带并没有减肥瘦身的功效。

不能长期使用束腹带

长期使用束腹带，会导致血脉不畅，从而引发下肢静脉曲张、腰肌劳损等。另外，过紧的束腹带会造成呼吸受阻，膈肌上下移动受限，这样会影响到肺部呼吸，导致头晕、胸闷等慢性缺氧症状。

束腹带的选择及绑法

宜选择长约3米，宽30~40厘米，有弹性，透气性好的束腹带。束腹带最好在分娩后6周使用，每天使用时间不宜超过12小时。

根据下面的方法绑上束腹带，拆下时边拆边将其卷成圆筒状，以便下次使用。

1. 仰卧，平躺，屈膝，脚底平放在床上。
2. 双手放在下腹部，手心朝下向前往心脏处推并按摩。
3. 腿腕、臀部稍抬起，便于缠绕束腹带。
4. 拿起束腹带，从髋部耻骨处开始缠绕，前5~7圈重点在下腹部重复缠绕，每绕一圈半要斜折1次；接着每圈挪高2厘米由下往上环绕直到盖过肚脐，最后用回形针固定。

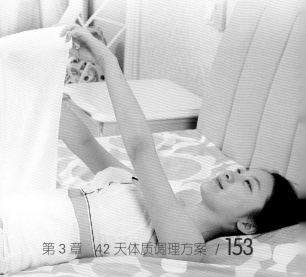

第33天 睡眠是最好的护肤品

怀孕和生产过程中，新妈妈体内激素的变化，会造成身体不适，睡眠质量下降，导致胶原蛋白的流失增加，色素沉淀，皮肤加速老化。坐月子这段时间，妈妈一定要好好呵护皮肤，否则就会进入"黄脸婆"的行列。

充足的睡眠最养皮肤

人睡眠充足，能改善皮肤末梢的循环，消除皮肤毛细血管的淤滞，能充分供应皮肤组织细胞所需的营养，纠正和预防皮肤早衰。

与怀孕时相比，产后妈妈脸上的色斑和雀斑都可能变得更加明显。但这也只是暂时的，大约6个月后就会逐渐转淡。为了得到更好的恢复，新妈妈还是要保证充足的睡眠，以补充分娩时消耗的大量能量。

适当补充维生素

新妈妈在分娩后体内的雌性激素又恢复到先前的水平，所以很容易使妊娠纹更加明显，皮肤变得粗糙、松弛，甚至产生细纹。月子里新妈妈可适时增加一些养颜食材，为健康和美丽加分。各类新鲜水果、蔬菜含有丰富的维生素C，具有消褪色素的作用，如柠檬、猕猴桃、西红柿、土豆、卷心菜、冬瓜、丝瓜、黄豆等。而牛奶也有改善皮肤细胞活性，延缓皮肤衰老，增强皮肤张力，刺激皮肤新陈代谢，保持皮肤润泽细嫩的作用。

注意皮肤的清洁

产后妈妈新陈代谢快，容易出汗，洗澡时要彻底清理皮肤，可选用温和的沐浴乳。如果产后妈妈有精力，也可以做一些美容，如坚持每天敷面膜或做皮肤按摩，在面膜的选择上最好是以天然为佳，如黄瓜薄片。

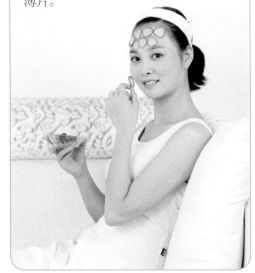

这样做恢复快

妈妈外出时涂抹孕妇防晒霜是很有必要的。此外，还要适当吃一些西红柿，西红柿所含的维生素C有利于色斑和雀斑的淡化。

第34天 养血祛风防治产后偏头痛

有些新妈妈在和宝宝玩耍时,会突然出现头晕、视力模糊、看到闪光或黑影,周边视野消失,甚至出现短暂肢体无力或感觉异常等神经症状,接着就会出现头痛的情况。这就是产后偏头痛。也有一些是没有任何预兆的偏头痛。疼痛的位置一般是单侧太阳穴,但也有一些疼痛可能会出现在前额、头顶或后脑等部位。

气血亏虚引起产后偏头痛

新妈妈分娩时大量失血,气血不足,血不养脑;或者在月子里没有注意,身体感染风寒,使得寒邪侵入头部;又或者生产后恶露不下,瘀血上冲,导致脑络受阻,血行不畅。这三种情况都会引起产后偏头痛。

预防产后偏头痛的要诀

首先,要有一个正常的作息时间,在新妈妈休息时,家人要帮助照顾宝宝,让新妈妈能休息好。其次,不要让身体所处的环境短时间内温差太大,最好不要洗蒸气浴。再者,计划好自己每天要做的事,凡事不要太过追求完美,过度操劳。最后,新妈妈还须进行一些强度较小的体育活动,比如散步等。

产后偏头痛的治疗

新妈妈需要哺乳,因此最好不要用药物治疗偏头痛。其实放松疗法、正常的饮食和适当的睡眠,都能有效治疗产后偏头痛。

1. 新妈妈要远离嘈杂的环境,听些轻松舒缓的音乐,让自己深度放松,缓解头痛。

2. 一定要准时用餐,同时还要注意避开一些容易引发偏头痛的食物,如奶酪、巧克力、腌或熏的肉类、含咖啡因的饮料等。

3. 偏头痛发作时在安静、光线不强的房间中好好地卧床休息。

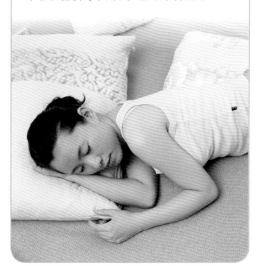

这样做恢复快

偏头痛患者应经常吃些含镁比较丰富的食物,如核桃、花生、大豆、海带、橘子、杏仁、杂粮和各种绿叶蔬菜等,这对缓解偏头痛症状有一定作用。

第35天 做好产后体重管理

新妈妈因为孕期和月子期间都摄入了大量的营养，体重会不可避免地增加。现在，身体各器官机能基本恢复正常，恢复孕前体形成了关键。但哺乳的妈妈要记得：不能为了自己的身材，忽视宝宝的营养需求。

今日提醒

新妈妈产后体重增加，主要是水分和脂肪，若是要给宝宝哺乳，必然会消耗体内大量的水分和脂肪。所以新妈妈不仅不能节食，还要多食营养丰富的食物，保证热量的摄入。

宜吃蔬果皮，瘦身、排毒两不误

冬瓜皮、西瓜皮和黄瓜皮这三种蔬果皮，都具有清热利湿、消脂瘦身的功效，因此可常将三皮加在餐中。食用西瓜皮需先刮去蜡质外皮，冬瓜皮需刮去绒毛硬质外皮，光滑点的黄瓜皮可直接食用。也可将三皮一起焯熟，冷却后加盐和醋拌成凉菜食用。

新妈妈还应适当控制甜食的摄入，过多的甜食会影响食欲，糖分过剩还会在体内转化成脂肪，使人发胖。无论从健康还是身材角度来考虑，都应少吃甜食。

做做简单的家务

到目前为止，新妈妈的身体已经基本恢复，但还是不能进行繁重的劳动。一些简单的家务，比如做饭、用洗衣机洗衣服、给宝宝洗澡等，可以稍微做一做。做这些简单的家务可以使新妈妈增加活动量，消耗多余热量，为体形恢复做准备。

先别急着减肥

新妈妈产后想快速恢复苗条身材，便立即采用节食减肥的方法，殊不知，这样不但不利于自己的身体健康，而且不利于哺乳宝宝。产后哺乳宝宝需要足够的水分和脂肪，不仅不能节食，还要多吃一些富含营养的食物，这样才能满足哺乳和自身的需求。若要节食减肥，应在哺乳期结束后开始。

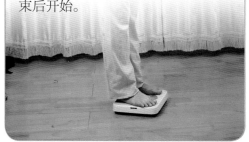

这样做恢复快

新妈妈适量吃些粗粮，如燕麦、玉米、红薯等。这些粗粮富含膳食纤维和B族维生素，而且吃后不容易产生饥饿感，可以避免能量摄入过多。

第36天 补气养血严防"产后风"

"产后风"是产后风湿病的民间叫法，中医上指产妇产后受外邪入侵而引起的一种病症。新妈妈生产后，构成盆骨的关节和身体的所有部分都处于松散状态，还有体力大损、出血多等症状。如果在月子期间调理不当，新妈妈这一生都要承受产后风湿病的折磨。

月子里适当"捂"一点

新妈妈生产后体内气血亏损，脏腑功能失调，导致机体免疫功能下降，给风、寒、湿、热等外邪有了可趁之机。如果外邪侵入，以后随着产后机体的恢复，就有可能将之包裹在体内，不能及时排出，进而兴风作浪，最后导致"产后风"。

因此新妈妈产后要注意保暖、休息好，不要吹对流风、碰冷水，更不要过早进行重体力活，严防外邪入侵。

需要注意的是，所谓产后防"风"，防的是外感风寒，并不是不能见风。

下水游泳得缓一缓

产后不久就下水游泳，通过增加运动量减少孕期积累的全身脂肪，是许多爱美妈妈的选择。

但是，产后立即游泳会大大增加产后妈妈得风湿病的可能，而且在子宫没有完全恢复时游泳，还容易造成细菌感染或慢性盆腔炎，因此不建议产后立即下水游泳。

得了"产后风"，信心很重要

"产后风"病程较长，新妈妈要保持良好心态，坚持合理用药，不可半途而废。同时要提防"产后风"的合并症，如感冒、肺炎、心衰等。尤其是气候突变或严冬、酷暑等时节，更易感染风寒、湿邪及中暑而导致病情加重。若患上合并症，必须及时到医院诊治。

补气养血要跟上

新妈妈生产时损耗了大量的精力，流失了大量的血液，造成气血两亏。为了不给外邪可趁之机，要及时将损耗的气血补充上。多吃一些补气养血的食物，如红枣、桂圆、莲子、菠菜、山药、牛肉、鸡肉、当归、阿胶等。

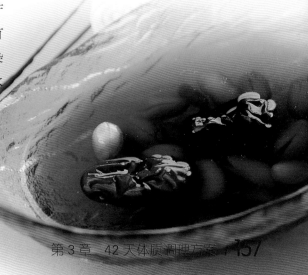

第37天 轻松迎接产后月经来潮

女性在产后的月经恢复是一个自然的生理现象，但是时间上有很大的差异。有的新妈妈产后1个月就迎来了"大姨妈"，还有的新妈妈可能要在产后1年才恢复正常的月经。一般来说，产后月经来潮的时间与产后是否哺乳、哺乳时间的长短、新妈妈的年龄及卵巢功能的恢复有一定的关系。

分清恶露和月经

正常情况下，产后4~5天，恶露量多且呈红色；产后一星期后，恶露量逐渐减少而变成褐色；第10天以后，颜色变得更淡，慢慢地由黄色转为白色，没有特殊的气味。恶露一般在产后4~6周消失。但有时少量褐色的恶露会持续到产后第1次月经来潮。

恶露一般不超过月经量。如果流血持续两周以上，超过月经量或有血块，阴道流出物呈烂肉样组织或有腐败臭味时，应该及时求医。

月经来潮不会导致奶水减少

哺乳期之所以能维持哺乳，是因为新妈妈体内有泌乳素的分泌。泌乳素高的时候，抑制了雌激素的分泌，内膜增厚困难导致不来月经。但是当泌乳素较原来水平有所下降时，雌激素自然会增高，于是内膜增厚到一定程度，导致月经来潮。可以说，是奶水少了才引起月经来潮，而不是月经来潮引起奶水少。也就是说，奶水少在先，只是变化不明显。

滋阴活血调理月经不调

对于产后月经不调，新妈妈可以多吃一些具有滋阴活血、补肾调经的食物，如当归羊肉火锅、韭菜炒羊肝等。丝瓜也具有通经络、行血脉、凉血解毒的功效，对调理月经大有帮助。同时要少吃辛辣刺激的东西。

另外妈妈们还可以用调经贴来调理月经，调经贴有补气养血，调经止带等作用。其他一些治理经期紊乱的药物也可以用来调理，但最好是根据医生的指导选择药物。

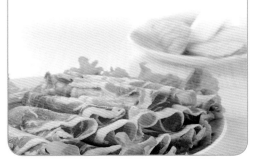

这样做恢复快

心情抑郁和紧张都会导致月经不调。要保持好心情，多活动身体，舒缓一下生产和照顾宝宝时的紧张情绪，当然也不能过度劳累。

第**38**天 拒绝 "一孕傻三年"

俗话说"一孕傻三年",意思是女性在经历了怀孕之后,会出现记忆力衰退、丢三落四、认知能力变差等现象,通常也称为"孕傻"。这种感觉非常糟糕,更糟糕的是周围的人无法理解这种感受或改变。有时,"变傻"还会给新妈妈的生活造成或大或小的麻烦。

激素和焦虑是罪魁祸首

新妈妈体内的雌激素水平在孕晚期会急剧下降,在生完孩子后达到最低水平。而雌激素除了在女性生育中起调节作用,同时也是一种为大脑输送信息的神经传递素。当体内雌激素水平下降的时候,大脑的记忆力自然下降。

而宝宝的出生,使新妈妈把全部注意力都放到了宝贝身上,对于新的信息、人际交往、工作等方面往往感到无所适从,而心里的焦虑更会加剧健忘、减慢反应速度。

油炸食物会加重 "孕傻"

产后最好不要吃油炸食物,淀粉类的食品经过油炸后产生丙烯酰胺,而且温度越高,产生的丙烯酰胺越多。丙烯酰胺对人体大脑的影响是巨大的,摄入过量,会造成记忆力下降、反应迟钝等症状。

这样做恢复快

相信每个新妈妈都会为宝宝准备一些儿歌或者童话故事之类的,妈妈可以练习诵读儿歌、故事,既能念给宝宝听,又能训练自己的记忆能力。

好好休息,抢回记忆力

新妈妈尝试将宝宝交给家人照顾,给自己足够的睡眠来补充体力。睡眠时大脑会把杂乱的讯息整理归类,醒来时要找资料就容易得多。也可以听听美好的音乐,让生活和生命都变得更加轻松。尤其是轻柔的音乐,可以促进脑部血液循环、舒解压力,改善记忆力。

俗语道,好记性不如烂笔头。妈妈可以选择使用便条贴或者其他方式,有条理地记录下所有需要做的事情,然后根据时间逐项核对,也能够有效地提高记忆效率。

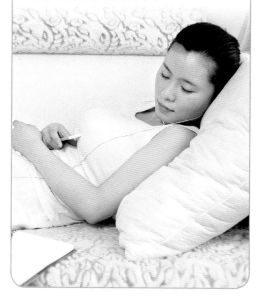

第39天 良好的生活习惯利于淡化妊娠纹

肚子在慢慢回缩，这让新妈妈很欣慰，仿佛看到了自己往日的苗条身体。但是在腹壁、大腿内外侧、臀部、胸部、肩膀与手臂等处，还有一些白色或银白色的有光泽的瘢痕线纹，这就是妊娠纹。新妈妈可以通过一些巧妙的方法，扫除瘢痕，让自己容光焕发。

好习惯可以淡化妊娠纹

新妈妈产后无论多忙都要保证每天8小时以上的睡眠，以调整体内激素的分泌。在坐月子时，少吃甜腻、油炸、刺激性强的食物，多吃新鲜蔬菜和水果，每天保证喝6~8杯白开水。

保持皮肤清洁，经常洗澡。洗澡可以促进身体血液循环，有利于妊娠纹的淡化和治疗。

去妊娠纹产品如何使用才有效

去除妊娠纹都要经过活化纤维细胞，让断裂的纤维组织再生这一过程，所以只有持续使用才能让妊娠纹逐渐去除。

每晚临睡前，仰卧在床上，两手抹适量妊娠纹霜，按照从上到下、从左到右的顺序慢慢按摩。刚开始时可以一天3次，上午、下午、晚上各1次，每次按摩时间在5~10分钟。

鸡蛋清巧除产后妊娠纹

鸡蛋清有很好的美容作用，对于消除或者减轻产后妊娠纹具有良好的功效。使用时，要先将有妊娠纹的部位清洗一下，然后打圈按摩10分钟，至微热时，将鸡蛋清敷在上面，10分钟左右擦掉，再打圈按摩，这样可以让皮肤吸收得更好。

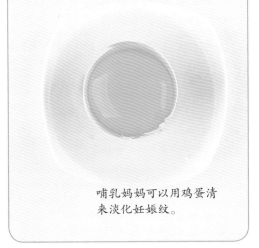

哺乳妈妈可以用鸡蛋清
来淡化妊娠纹。

这样做恢复快

剖宫产落下的瘢痕，可以在其增生期采用压迫的办法使其不要凸起肥厚，加速其成熟。但这种压力必须是均匀而持续的，而且越早使用越好。

第40天 产后尿频早治疗

产后排便顺利，新妈妈就会感觉一身轻松。但尿频是产后容易出现的症状，让不少新妈妈困扰不已。它不仅会造成生活上的不便，如不及时治疗，还会影响到今后的生活质量。长期尿频或尿失禁带来的问题，甚至不亚于糖尿病、心脏病等慢性病给人带来的困扰。

出现尿频的原因

如果分娩时间过长、胎儿的头过大等，都比较容易伤害到新妈妈的骨盆肌肉群，这会影响到膀胱的恢复，导致新妈妈出现尿频的现象。

有些炎症，如急性膀胱炎、尿道炎、外阴炎等都会引起尿频，这时需要做进一步的检查，以确定是何种原因所致。

减少尿路感染的机会

1.产后应注意多休息，不宜过早做重体力劳动，以便身体得到更好的恢复，增强免疫力。

2.多做收缩盆底肌的练习，让会阴部的肌肉力量变强，有助于预防和改善尿频的症状。

3.注意外阴的清洁，每天晚上用温开水冲洗外阴，减少尿路感染的机会。勤换洗内裤。

4.补充营养，恢复元气，以增强产后新妈妈的体质。

5.节制性生活，坐月子期间严禁进行性生活，以免增加感染的机会，防止引起阴道炎、子宫内膜炎、输卵管炎等疾病。

坚持骨盆底恢复锻炼

产后1个月，自然分娩的新妈妈会阴处的疼痛感大部分已经消失，此时应开始进行骨盆底恢复锻炼。从此时到产后8周内，最好坚持进行这样的锻炼，并且把它作为一种习惯持续下去，有助于对膀胱的控制，而且会增强阴道的弹性。骨盆底恢复锻炼可在一天中分多次进行，随时可以做练习。

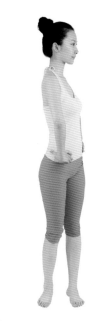

这样做恢复快

过浓的尿液会刺激膀胱，水能稀释尿的浓度，降低膀胱的敏感性，所以新妈妈平时一定要多喝水。

第41天 产后夫妻生活不要太"性"急

产后新妈妈由于需要日夜照料宝宝，每天哺乳很多次，晚上也得不到很好的休息和睡眠，会十分劳累。另外身体没有完全恢复，性器官也处于失调状态，这一时期的新妈妈普遍性欲低下，对性生活要求不如孕前那样强烈。这时候新爸爸要体谅一下新妈妈的感受。

不宜过早进行性生活

很多夫妻产后都会考虑这个问题，是否能过性生活。这需要看女性性器官的恢复状况。正常分娩，子宫在产后42天左右才能恢复正常大小，子宫内膜表面创伤剥脱，其创面在产后56天左右才能完全愈合。

最先恢复的是外阴，也需10余天，其次是子宫大小，再次是子宫内膜，最后是阴道黏膜，都需要1个月以上，最多需要56天。因此，正常分娩后的56天内不能过性生活。而剖宫产妈妈因为子宫、阴道和外阴等器官组织恢复缓慢，至少需要3个月后才能有性生活。

哺乳时性生活影响乳汁质量

有研究证明，行房事之后不可以立即哺乳，此时新妈妈可能分泌出"热奶"，最好不要给宝宝吃。这是因为新妈妈在性生活时十分兴奋，中医认为"相火内动"，会影响乳汁质量，对宝宝不利。实际上，人在喜怒哀乐，情绪变化的时候，体内的代谢是不同于安静状态的，这必然影响到奶水的质量，此时哺乳不利于宝宝的健康。

"性"急会给新妈妈带来疾病隐患

产后过早进行性生活，不仅会直接损伤新妈妈的身体，还会给新妈妈带来疾病隐患，比如子宫肌炎、急性输卵管炎等。如果治疗不及时，就会发展成为慢性炎症，久治不愈，严重时可能会危及生命。

不容忽视的避孕问题

尽管许多哺乳的妈妈月经还没有复潮，但也会有排卵，所以从恢复性生活起就要采取可靠的避孕措施。万一计划外受孕的话，不仅妈妈要多吃苦，还会影响到对婴儿的哺乳，所以不能存有侥幸心理。

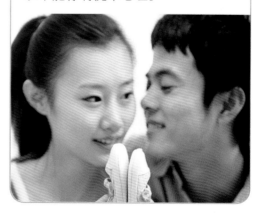

第42天 今天和医生有个约会

幸福蜕变之后，新妈妈的身体发生了许多微妙的变化，经过一段时间的调养，在这个时候，再做一次贴心的检查，可防患于未然，让新妈妈吃一个"定心丸"。

产后42天要进行健康检查

经过40多天的月子调养，新妈妈的身体已经基本恢复，但是身体的各部位和器官到底恢复到什么状态了，仅凭感觉肯定是不准确的，一定要经过医生的复诊才能确定。产后42天的健康检查尤为重要，可以让医生了解新妈妈的恢复情况，了解全身和盆腔器官的恢复情况，及时发现异常，防止后遗症。

一些新妈妈因初为人母，忙得头昏脑涨，抽不出时间做产后检查，这样忽略自己的身体健康是不应该的，万一病了，就没有足够精力照顾宝宝，所以无论如何都不可忽略产后检查。

提前了解产后检查项目

1.验血、验尿、称体重、量血压等常规检查。

2.盆腔检查。就是由医生用肉眼来观察外阴、阴道、宫颈是否有异常。

3.白带检查。取少量白带，由医生在显微镜下检查是否有阴道炎，还可以检查衣原体、支原体、淋病等性传播疾病。

4.B超。B超检查可以发现子宫肌瘤、卵巢囊肿等常见的妇科盆腔内病变。

5.查看会阴侧切和剖宫产伤口愈合情况。

做检查前要做的准备

因为产后检查是妈妈和宝宝的共同检查，所以最好安排一位家人陪同前往，带好宝宝所需要的物品，以方便照顾。

去医院前，要带好围产手册、出生证明、疫苗接种证和体检手册。

最好打电话提前预约，以减少排队、拥挤等麻烦。

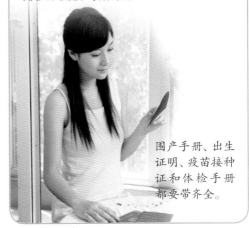

围产手册、出生证明、疫苗接种证和体检手册都要带齐全。

这样做恢复快

做产后检查时，新妈妈一定要带上宝宝一起做个全面的检查。医生要对宝宝进行详细全面的检查，了解宝宝生长发育是否正常，营养状况如何，脐带断落情况怎样，以及有无其他异常等。

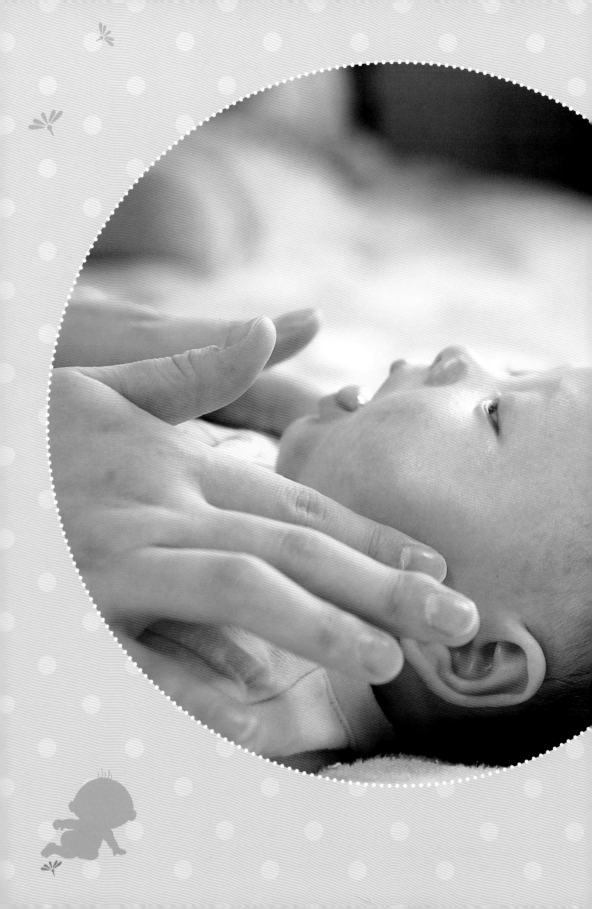

第 4 章
照顾新生儿

随着一声嘹亮的啼哭，日思夜盼的宝宝终于和爸爸妈妈见面了。现在这个软软的小生命就躺在新妈妈的身边，他（她）看上去很柔弱，非常需要爸爸妈妈的细心呵护。面对这小小的新生命，新妈妈是不是有点手足无措呢？不要担心，只要按照上面的方法调好了自己的体质，并掌握科学的育儿方法，照顾宝宝其实一点都不难。

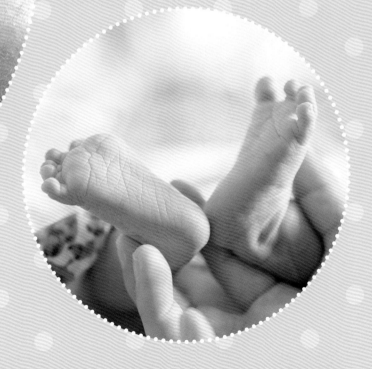

新生宝宝与生俱来的能力

宝宝天生具备一些"神奇"的能力，比如吸吮乳头、握紧小手等，这令新妈妈欣喜、惊奇不已。其实这些都是新生儿条件反射的表现，是大脑皮层未发育成熟的暂时性表现，随着年龄的增长，有的反射会逐渐消失。

吮吸反射

表现特征：把东西放到新生儿口中会吸吮。

作用：吸吮反射与寻乳反射为配套的反射反应，使宝宝能顺利摄取到营养物质。

发展过程：3个月后消失。

觅食反射（又名寻乳反射）

表现特征：新生儿转头至受刺激侧，并张口寻找乳头。

作用：此反射是新生儿出生后为获得食物、能量、养分而必定会出现的求生需求。

发展过程：三四个月后慢慢消失。

巴宾斯基反射

表现特征：用钝物由脚跟向前轻划新生儿足底外侧缘时，他的拇趾会缓缓地上翘，其余各趾呈扇形张开，然后再蜷曲起来。

发展过程及作用：该反射在6~18个月后逐渐消失，但在睡眠中仍会出现。

摩罗反射（又名惊跳反射）

表现特征：突然的刺激出现时，新生儿因受到惊吓，会表现出类似将身体向外展开后又迅速向内缩回，新生儿的双手明显地出现先张开、后缩回的姿态，而呈现拥抱状。

发展过程及作用：3~4个月时消失。若婴儿超过4个月还有此反射，则可能有神经病变；超过6个月还有此反射，则表示出现神经病变概率较高。

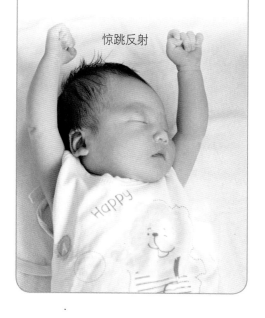

惊跳反射

行下步反射（又名踏步反射）

表现特征：新生儿被竖着抱起，或把他的脚放在平面上时，会做出迈步的动作。

发展过程及作用：这一反射在新生儿出生后不久即出现，6~10周时消失，若新生儿在8个月以后仍有此反射，则可能有脑部疾病。

拥抱反射

表现特征：突然改变新生儿的姿势时，或者新生儿听见响亮的声音时，他就会出现两上肢外展、伸直，手指张开，然后上肢屈曲回缩呈拥抱状态，这就是拥抱反射。

发展过程：此反射的消失时间是3~6个月。

不对称颈紧张反射

表现特征：新生儿仰卧时，头会转向一侧，与脸面同侧的上下肢体伸直，对侧肢体屈曲。新生儿的睡姿经常是这种状态。

发展过程：此反射大约在6个月时消失。

掌抓握反射（又名达尔文反射）

表现特征：叩击新生儿手掌心时，他会立即握住你的手指。

发展过程及作用：4~6个月时会渐渐消失，新生儿开始出现有意识的抓、握、捏等精细动作。

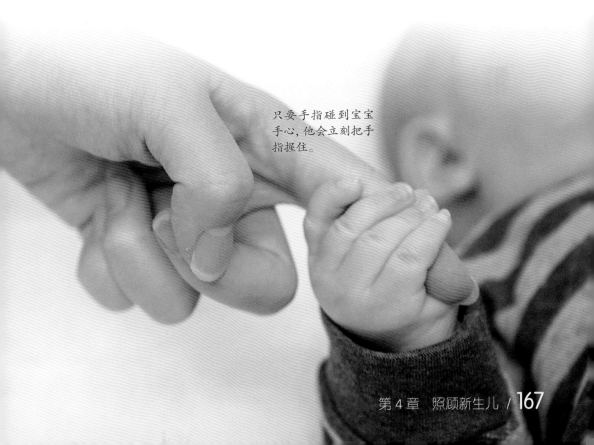

只要手指碰到宝宝手心，他会立刻把手指握住。

母乳喂养

世上没有一间工厂能像妈妈一样可以生产出这么有营养、这么适合宝宝喝的乳汁，妈妈的乳汁含有丰富的蛋白质、维生素、矿物质、免疫因子等。爱宝宝，就坚持给他喂母乳。

母乳是宝宝最好的食物

金水水，银水水，不如妈妈的奶水水。母乳中含有宝宝所需的全部营养。母乳中的蛋白质与矿物质含量虽不如牛乳，却能调和成利于吸收的比例，使宝宝得到营养的同时，不会增加消化及排泄的负担。

母乳中也有优质的脂肪酸、足够的氨基酸及乳糖等物质，对宝宝脑发育有促进作用。母乳中有专门抵抗入侵病毒的免疫抗体，可以让6个月之前的宝宝有效防止麻疹、风疹等病毒的侵袭，以及预防哮喘之类的过敏性疾病等。对于婴儿的免疫机能最重要的是产后7天内分泌的初乳（含免疫因子、双歧增殖因子、糖蛋白），新妈妈应尽早地哺喂给宝宝。

母乳的五大营养成分

蛋白质：母乳中蛋白质易于新生儿消化吸收，其中的蛋白质主要由酪蛋白和乳白蛋白组成，酪蛋白提供氨基酸和无机磷。乳白蛋白主要成分是 α-乳白蛋白、乳铁蛋白、溶菌酶、白蛋白，富含必需氨基酸，营养价值很高。

碳水化合物：母乳中的乳糖含量较牛乳高，是6个月内的宝宝热能的主要来源。

脂肪：以细颗粒的乳剂形态存在，其中较易吸收的油酸酯含量比牛乳多一倍，长链不饱和脂肪酸较多，易于消化吸收。

维生素：母乳中维生素A、维生素C、维生素E含量较高，其他维生素相对较少，但一般情况下可以满足宝宝的需要。

矿物质：母乳中矿物质含量虽然为牛乳的1/3。但是各种矿物质的比例搭配较好，较牛乳更适合宝宝消化、吸收。

专家育儿经

孕时、产后乳房会分泌出一些乳汁，加上出汗等原因，可能乳头上会积有垢痂。在第一次给宝宝哺乳前，可以用植物油涂抹在乳头的干垢痂上，使垢痂变软，然后用温开水洗净。

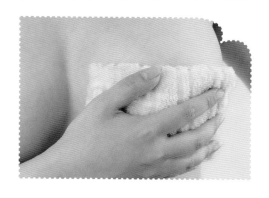

分娩后半小时就可开奶

新妈妈尽早让宝宝尝到甘甜的乳汁，能使宝宝得到更多的母爱和温暖，减少来到人间的陌生感。一般情况下，若分娩时妈妈、宝宝一切正常，半小时后就可以开奶。因此，建议产后半小时内开始哺乳。

及早开奶有利于母乳分泌，不仅能增加泌乳量，而且还可以促进奶管通畅，防止奶胀及乳腺炎的发生。新生儿也可通过吸吮和吞咽促进肠蠕动及胎便的排泄。早喂奶还能增进亲子感情，让母子关系更融洽。

如何储存母乳

如果妈妈有事不能赶上给宝宝哺乳，可以把奶水挤出，装入消毒奶瓶中，或放在冷冻保存的专用塑料袋里。储存挤下来的母乳要用干净的容器，如消毒过的奶瓶、一次性消毒奶袋等。一般储存的母乳室温下不能超过 6 小时，冷藏不超过 48 小时，冷冻（低于 –18℃）的话，可以存放 3 个月左右。

解冻母乳时不要用微波炉加热，温度太高会将免疫物质破坏；也不要在明火上将奶煮开，这样就破坏了母乳中的原性物质和抗体。可以直接置于室温下回温，或者置于热奶器中，水温应低于 60℃。解冻后的母乳最好在 3 个小时里尽快给宝宝喝，喝不完不能再次冷冻。

母乳不足怎么办

宝宝吸吮越多，妈妈产生的奶水就越多。妈妈奶水不足时，可在一天之内坚持喂宝宝 12 次以上。

如果有条件，安排几天时间，让宝宝不离开自己，一有机会就喂奶，这样坚持三天，奶水量会明显增多。

喂完一边乳房，如果宝宝哭闹不停，不要急着给配方奶粉，而是换一边继续喂。一次喂奶可以让宝宝交替吸吮左右侧乳房数次。妈妈要记住，乳汁是不会被吃干的，而是越吃越多的。

如果已经采取混合喂养方式喂养宝宝，应逐渐减少喂配方奶粉的次数，而且每次喂奶不要先喂母乳、再喂配方奶粉，而是在确认母乳不足的情况下，另外加一顿配方奶粉。一定要让宝宝有几次纯粹吃母乳的机会，以慢慢削弱宝宝对配方奶粉的兴趣。

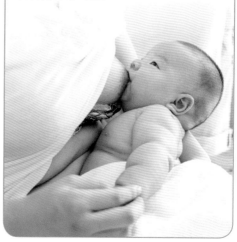

母乳喂养最好按需哺乳

一位母亲曾这样说："成功地分泌乳汁是每一位女人女性气质的自然表现，她不需要计算给宝宝喂奶的次数，就像她不需要计算亲吻宝宝的次数一样。"

在给宝宝哺乳的时候，不必过于拘泥于书本或专家的建议，如要隔几个小时才能吃，每次吃多长时间等。只要按需哺乳即可，如果宝宝想吃，就马上让他吃，过一段时间之后，就会自然而然地形成吃奶的规律。

按需哺乳可以使宝宝获得充足的乳汁，并且能有效地刺激泌乳。同时，宝宝的需要能及时得到满足，会激发宝宝身体和心理上的快感，这种最基本的快乐就是宝宝最大的快乐。

专家育儿经

很多宝宝夜间吃奶时，很容易感冒，这也是妈妈不愿夜间喂奶的一个原因。妈妈在给宝宝喂奶前，让爸爸关上窗户，准备好一条较厚的毛毯，妈妈将宝宝裹好。喂奶时，不要让宝宝四肢过度伸出袖口；喂奶后，不要过早将宝宝抱入被窝，以免骤冷骤热增加感冒概率。

不要让宝宝含着乳头睡觉

几乎每个新生儿在夜间都会醒来吃两三次奶，整晚睡觉的情况很少见。因为此时宝宝正处于快速生长期，很容易出现饿的情况，如果夜间不给宝宝吃奶，宝宝就会因饥饿而哭闹。由于夜晚是睡觉的时间，妈妈在半睡半醒间给宝宝喂奶很容易发生意外，因此需要特别注意。

别让宝宝含着乳头睡觉，含着乳头睡觉，既影响宝宝睡眠，也不易养成良好的吃奶习惯，而且堵着鼻子容易造成窒息，还有可能导致乳头皲裂。

新妈妈晚上喂奶最好坐起来抱着宝宝哺乳，结束后，可以抱起宝宝在房间内走动，也可以让宝宝听妈妈心脏跳动的声音，或者是哼着小调让宝宝快速进入梦乡。

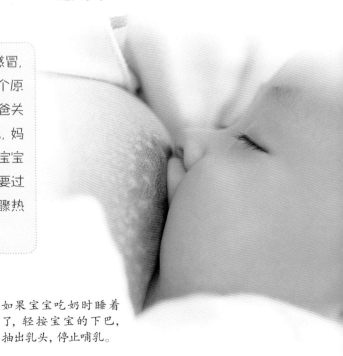

如果宝宝吃奶时睡着了，轻按宝宝的下巴，抽出乳头，停止哺乳。

宝宝拒绝吃奶怎么办

宝宝不像以前那么爱吃奶，有时甚至看见奶头就躲，这种情况多数是因为身体不适引起的。

宝宝用嘴呼吸，吃奶时吸两口就停，这种情况可能是由宝宝鼻塞引起的，应该为宝宝清除鼻内异物，并认真观察宝宝的情况。

宝宝吃奶时，突然啼哭，害怕吸吮，可能是宝宝的口腔受到感染，吮奶时因触碰而引起疼痛。

宝宝精神不振，出现不同程度的厌吮，可能是因为宝宝患了某种疾病，通常是消化道疾病，应尽快送医院诊治。

母乳喂养的宝宝需要喝水吗

母乳喂养的宝宝一般不需要喝水，这是因为母乳中含有充足的水分，可以满足宝宝的需要。但如果是喝配方奶的新生儿，最好在两次喂哺之间加点水。

要不要给宝宝吃鱼肝油和钙

宝宝出生后半月，妈妈就要为宝宝补充鱼肝油了。如果宝宝没有明显的缺钙征象，就不要额外补充钙剂，只要每天吃鱼肝油 400~800 国际单位就可以了，这是预防量。因为母乳和奶粉中含钙量较高，而维生素 D 的含量较少，因此必须额外补充鱼肝油，以促进钙的吸收。另外，皮肤适量接受阳光照射也是促进钙吸收的一个方法。

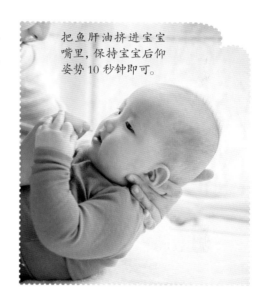

把鱼肝油挤进宝宝嘴里，保持宝宝后仰姿势 10 秒钟即可。

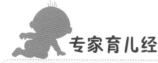 专家育儿经

如果宝宝有明显的缺钙征象，出现易激惹、烦躁、睡眠不安、易惊、夜啼、多汗等症状，最好到医院做一下检查，根据医生指导用药，并定期复查。

但妈妈一定不要过量给宝宝补钙。如果过量容易导致宝宝便秘，甚至干扰其他微量元素如锌、铁的吸收和利用。

怎样判断新生儿是否吃饱

人工喂养的宝宝每天吃多少奶，妈妈可以非常准确地掌握；但母乳喂养的宝宝每天能吃多少奶、是否吃饱了，妈妈常常心中没底。单纯从宝宝吃奶时间的长短来判断是否吃饱了是不可靠的，因为有的宝宝即使吃饱了，也喜欢含着乳头吸吮着玩。那怎样才能知道宝宝是不是吃饱了呢？可从妈妈和宝宝两方面来判断。

从妈妈的感觉来看

从妈妈乳房的感觉看，哺喂前乳房比较丰满，哺喂后乳房较柔软，妈妈有通乳下乳的感觉。

从宝宝的表现来看

从宝宝的情况看，能够听到连续几次到十几次的吞咽声；两次哺喂间隔期内，宝宝安静而满足。

吃饱后的宝宝可安静地睡两三个小时或玩耍一会儿。倘若宝宝没吃饱，常表现为哭闹、烦躁、吸吮指头和异物、渴望妈妈的拥抱等。除此之外，还可以观察宝宝的大小便，吃母乳的宝宝一般每天大便三四次；人工喂养的宝宝，每天大便 2 次左右，金黄色，呈糊状。如果没吃饱，大便次数就会减少。

每天哺乳不少于 8 次

新妈妈分泌乳汁后 24 小时内应该哺乳 8~12 次。哺乳时让新生宝宝吸空一侧乳房后再吸另一侧乳房，也可以两侧乳房轮换着喂。如果宝宝未将乳汁吸空，新妈妈应该自行将乳汁挤出或者用吸奶器把乳汁吸出。

如果出现乳房胀痛的现象，更应该及时频繁地哺乳，以避免乳汁在乳腺管淤积而造成乳腺炎。另外，热敷按揉乳房也有利于乳汁的正常分泌。

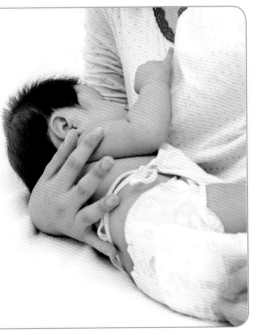

哺乳时的注意事项

在哺乳时，妈妈要注意以下三点：

1.协助宝宝呼吸：宝宝的鼻子轻碰妈妈的乳房，这样宝宝的呼吸是通畅的。如果妈妈的乳房阻挡了宝宝的鼻孔，可以试着轻轻按下乳房，协助宝宝呼吸。

2.妈妈要多摄取水分：每次喂奶之前及中间，最好喝一杯水、果汁或其他有益液体，有助乳汁充盈，避免妈妈自身脱水。

3.按需喂奶、多喂勤喂：在下奶后的最初一段时期内，平均每24小时至少哺乳8~10次。

宝宝浴后不要马上喂奶

刚洗完澡后，宝宝的气息产生变化，气息未定时就吃奶会使宝宝脾胃受损，甚至可能患上赤白痢疾。所以，洗浴之后，应当让宝宝休息一段时间。

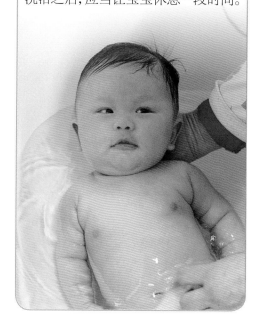

新妈妈浴后不宜马上哺乳

许多处在哺乳期的妈妈很喜欢洗完热水澡后，抱起宝宝给他哺乳。其实新妈妈刚洗完热水澡后，并不太适宜立即哺乳。因为热水洗浴，体热蒸腾，乳汁的温度也比平时要高，这时哺喂，可能会损害宝宝的健康。

服药 4 小时后再哺乳

服用药物时，为了减少宝宝吸收的药量，新妈妈可以在哺乳后马上服药，并尽可能推迟下次哺乳时间，最好是间隔4小时以上，以便更多的药物代谢完成，使母乳中的药物浓度达到最低。

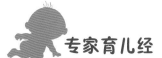 专家育儿经

除服药后不能马上哺乳外，新妈妈在愤怒、焦虑、紧张、疲劳时也不宜哺乳，会造成肝郁气滞，甚至产生血瘀，使得乳汁量少或变色，这就是民间常说的"热奶"。宝宝喝了后会心跳加快，变得烦躁不安，甚至夜睡不宁、喜哭闹，并伴有消化系统紊乱等症状。

人工喂养

如果新妈妈因特殊原因不能喂哺宝宝，可选用代乳品喂养宝宝。但是如果新妈妈因为乳汁少或其他人为因素想放弃母乳喂养，那就非常可惜，新妈妈千万不能剥夺宝宝吃母乳的权利。

不宜母乳喂养的情况

虽然母乳喂养对母子双方都有益，但在有些情况下，如妈妈有以下疾病时，为了宝宝的身体健康，不宜进行母乳喂养：

传染性疾病。

代谢疾病：甲状腺功能亢进、甲状腺功能减退、糖尿病。

肾脏疾患：肾炎、肾病。

心脏病：风湿性心脏病、先天性心脏病、心脏功能低下。

其他类疾病：服用哺乳期禁忌药物、急性或严重感染性疾病、乳头疾病、孕期或产后有严重并发症、红斑狼疮、精神疾病、恶性肿瘤、艾滋病、做过隆胸手术等。

当然，如果不存在以上因素，最好还是坚持母乳喂养。

不能母乳喂养也不要着急

有的时候，由于各种原因，妈妈不得不放弃母乳喂养宝宝，妈妈不要为此感到遗憾，也不要心存内疚。配方奶一样能让宝宝健康成长。进行人工喂养，应该注意调配奶粉的浓度。刚出生的宝宝，消化功能弱，不能消化浓度较高的奶粉。因此，给婴儿吃配方奶粉要严格按照配方奶粉标明的配比量，不能过稀，也不能过浓。

配方奶的选择

只要是国家正规厂家生产、销售的配方奶粉，适合新生儿阶段的配方奶粉都可以选用。但在挑选时需看清生产日期、保质期、保存方法、调配方法等。最好选择知名品牌、销售量大的配方奶粉。如果宝宝对动物蛋白有过敏反应，那么应选择全植物蛋白的婴幼儿配方奶粉。

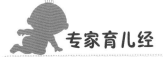

专家育儿经

一旦选择了某品牌的配方奶粉，没有特殊情况不要轻易更换。频繁更换会导致宝宝消化功能紊乱和喂哺困难，无形中增添了喂养的麻烦。

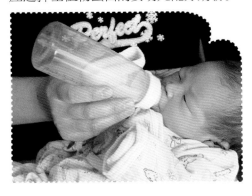

不要用开水冲调配方奶粉

不少新手爸妈喜欢用开水冲配方奶粉，这是错误的做法，因为水温过高会使配方奶粉中的乳清蛋白产生凝块，影响消化吸收。另外，某些遇热不稳定的维生素会被破坏，特别是有的配方奶粉中添加的免疫活性物质会被全部破坏。一般冲调配方奶粉的水温控制在40~60℃，不同品牌的配方奶粉会有不同的要求。可先在奶瓶里放入温水，然后放适量的配方奶粉。

冲泡配方奶粉注意冲调比例

新生儿虽有一定的消化能力，但调配过浓会增加新生儿的消化负担，冲调过稀则会影响宝宝的生长发育。现在品牌配方奶粉一般都有配方奶粉冲调比例，冲时最好是按说明书上或配方奶粉包装上的指示进行操作。需要注意的是，奶瓶的刻度一定要准确。另外，配方奶粉要妥善保存，应贮存在干燥、通风、避光处，温度不宜超过15℃。

正确挑选奶瓶和奶嘴

面对货架上各式各样的奶瓶，形式各异的奶嘴，新手爸妈有时真是非常困惑，不知道如何选择。其实只要找符合新生儿的就够了。

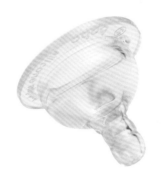

奶瓶的选择

一是按材质选。奶瓶有塑料、玻璃等几种材质的，各有优缺点。比如塑料的，耐摔但使用周期短；玻璃的，透明易清洗但易碎等。爸爸妈妈可以比较一下，挑选自己满意的。

二是按用途选。比如喝水、喝奶、喝果汁等，容量不同，最好准备2~3个不同容量的奶瓶。

奶嘴的选择

奶嘴有橡胶和硅胶两种。相对来说，硅胶奶嘴没有橡胶的异味，容易被宝宝接纳，且不易老化，有抗热、抗腐蚀性。宝宝吸奶时间应在10~15分钟，太长或过短都不利于宝宝口腔的正常发育，圆孔S号最适合尚不能控制奶量的新生儿用。

宝宝不认奶嘴怎么办

在喂宝宝母乳的同时，往往没有料到让他接受奶嘴也会是一件难事。宝宝不认奶嘴一般主要有两个原因：

母乳喂养的宝宝不喜欢吃奶嘴。这是最常见的原因，大多数母乳喂养的宝宝都会碰到这样的问题。

不喜欢配方奶粉的味道。宝宝虽小，也有自己的主意，有自己的口味，他可能不喜欢这个配方奶粉的味道。

宝宝不认奶嘴最好还是继续母乳喂养，或者给宝宝选择他乐意接受的配方奶粉。

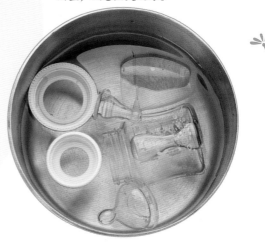

在沸水中消毒时，注意奶嘴及奶瓶圈不能碰到锅壁，以免被烫变形。

警惕奶瓶刻度是否准确

对于奶瓶上刻度数的准确性，绝大多数妈妈都深信不疑。其实，就是这个常常让人忽略的刻度数，可能会给宝宝的健康带来影响。

市场上的奶瓶多为80毫升、120毫升、160毫升、200毫升、240毫升等几种规格，奶瓶上标注容积刻度，便于父母掌握宝宝的进食量，有利于宝宝的健康成长。但是一些市售奶瓶的刻度并不是标准刻度，这要引起妈妈的注意。大多选择替代乳品如配方奶粉的宝宝，主要靠配方奶粉提供全部营养，如果冲调配方奶粉时以奶瓶上的错误刻度为准，时间一长，势必对宝宝的健康不利。

奶具消毒处理

出生后的新生儿有一定的免疫力，但对细菌的抵抗力还很弱，因此要特别注意奶具的消毒。尤其是在夏季，奶瓶每天要用沸水消毒一次，不要使用消毒液和洗碗液。消完毒一定要烘干或自然晾干，不要带水放置。

有一些新妈妈给宝宝冲奶时，总是先倒点水涮一涮奶瓶，其实这样做并不好。如果奶瓶干爽清洁就没必要再涮；如果有灰尘或污渍，涮也涮不干净，必须重新清洁消毒。

宝宝喝剩下的奶一定要弃掉，奶瓶洗净消毒烘干擦干，罩在洁净的盖布下以备用，不要暴露在外以防落入灰尘。

混合喂养

有些新妈妈由于母乳分泌不足或因其他原因不能完全母乳喂养时，可选择母乳和代乳品混合喂养的方式。但新妈妈不要因母乳不足而放弃母乳喂养，至少坚持母乳喂养宝宝6个月后再完全使用代乳品。

一次只喂一种奶

很多新妈妈误以为混合喂养就是每次先吃母乳再吃配方奶，这是不对的。应当一次只喂一种奶，吃母乳就吃母乳，吃配方奶就吃配方奶。不要先吃母乳，不够了，再换配方奶粉。这样不利于宝宝消化，容易使宝宝对乳头产生错觉，可能引发宝宝厌食配方奶粉，拒用奶瓶喝奶。

新妈妈要充分利用有限的母乳，尽量多喂宝宝母乳。母乳是越吸越多，如果妈妈认为母乳不足，而减少喂母乳的次数，会使母乳分泌越来越少。母乳喂养次数要均匀分开，不要很长一段时间都不喂母乳。

千万不要放弃母乳

混合喂养最容易发生的情况就是放弃母乳喂养。新妈妈一定要坚持给宝宝喂奶。有的新妈妈下奶比较晚，但随着产后身体的恢复，乳量可能会不断增加。

如果放弃了，就等于放弃了宝宝吃母乳的希望，希望妈妈们能够尽最大的力量用自己的乳汁哺育可爱的宝宝。

吃完母乳后再添加多少配方奶合适

新妈妈可以先从少量开始添加，然后观察宝宝的反应。如果宝宝吃后不入睡或不到1小时就醒，张口找乳头甚至哭闹，说明他还没吃饱，可以再适当增加量。以此类推，直到宝宝吃奶后能安静或持续睡眠1小时以上。

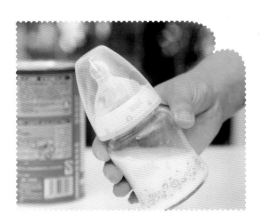

专家育儿经

夜间妈妈休息，乳汁分泌量相对增多，宝宝的需要量又相对减少，母乳基本能满足宝宝的需要。但如果母乳量确实太少，宝宝吃不饱，就会影响母子休息，这时就要相应增加配方奶为主了。

日常护理

初为人父人母，除了喂奶、换尿布，当遇到宝宝哭闹时，新手父母也会紧张，不知道宝宝哪里不舒服了。请护理人士或有经验的长辈一看，原来是宝宝衣服穿多了热的，或者是困了等。像这些小问题，完全可以学会自己解决，不用每次都紧张兮兮的。

脐带的护理

脐带未脱落前，要保持脐带及根部干燥，出院后不要用纱布或其他东西覆盖脐带。还要保证宝宝穿的衣服柔软、纯棉、透气，肚脐处不要有硬物。每天用医用棉签蘸浓度为 75% 的酒精擦一两次，擦时沿一个方向轻擦脐带及根部皮肤进行消毒，注意不要来回擦。擦一圈或一个方向，就要更换一根棉签。

脐带脱落后，若脐窝部潮湿或有少许分泌物渗出，可用棉签蘸浓度为 75% 的酒精擦净，并在脐根部和周围皮肤上抹一抹。若发现脐部有脓性分泌物、周围的皮肤红肿等现象，不要随意用碘酒等涂抹，以免掩盖病情，应立即找儿科医生处理。

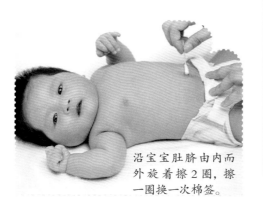

沿宝宝肚脐由内而外旋着擦 2 圈，擦一圈换一次棉签。

眼睛的护理

小宝宝的眼睛很脆弱也很稚嫩，在对待宝宝的眼睛问题上一定要谨慎。宝宝眼部分泌物较多，每天早晨要用专用毛巾或消毒棉签蘸温开水从眼内角向外轻轻擦拭，去除分泌物。

具体操作方法如下：

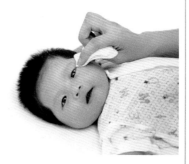

❶ 用专用毛巾从眼角向眼尾擦拭。

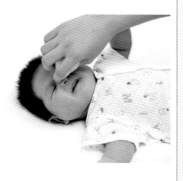

❷ 擦另一只眼睛时，毛巾也要换一面。

鼻腔的护理

宝宝跟大人一样，如果鼻痂或鼻涕堵塞了鼻孔，会很难受。这时新妈妈可用细棉签或小毛巾角蘸水后湿润鼻腔内干痂，再轻轻按压鼻根部。

一般情况下，大部分的鼻涕会自行消失。不过，如果鼻子被过多的鼻涕堵塞，宝宝呼吸会变得很难受，这时可以用球形的吸鼻器把鼻涕清理干净。

方法是：

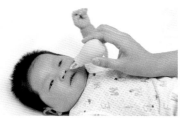

❶ 让宝宝仰卧，往他的鼻腔里滴1滴盐水溶液。

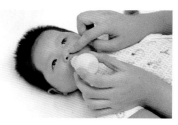

❷ 把吸鼻器插入一个鼻孔，用食指按压住另一个鼻孔，把鼻涕吸出来。

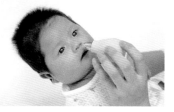

❸ 然后再吸另一个鼻孔。但动作一定要轻柔，以免伤害宝宝脆弱的鼻腔。

口腔的护理

新生儿的口腔黏膜又薄又嫩，新妈妈不要试图去擦拭它。要保证宝宝口腔的清洁，可以在给他喂奶之后再喂些白开水。另外，正常新生儿和患口腔炎的新生儿要区别对待和护理。

正常新生儿口腔护理

只需喂奶后擦净口唇、嘴角、颌下的奶渍，保持皮肤黏膜干净清爽即可。

患口腔炎的新生儿口腔护理

1. 做口腔护理前，先洗净双手，将新生儿侧卧，用毛巾围在颌下或枕上，防止沾湿衣服及枕头。

2. 用镊子夹住盐水棉球1个，先擦两颊内部及齿龈外面。

3. 再擦齿龈内面及舌部，每擦一个部位，至少更换一个棉球。注意勿触及咽部，以免引起恶心。

如果发现宝宝的口腔黏膜有白色奶样物，喝温水也冲不下去，而且用棉签擦拭也不易脱落，并有点充血的时候，则可能是鹅口疮，要尽快就医。新妈妈要注意哺乳前清洗奶头，宝宝的奶具也要严格消毒。

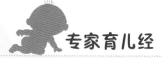

专家育儿经

如果没有球形吸鼻器，也可以用棉棒将鼻痂沾出，或者用软物刺激鼻黏膜引起喷嚏，鼻腔的分泌物即可随之排出，从而使新生儿鼻腔通畅。

皮肤的护理

新生儿粉嫩、细滑的皮肤非常惹人怜爱，新妈妈在怜爱之余也要注意对宝宝皮肤的护理。因为宝宝皮肤的角质层薄，皮下毛细血管丰富，要注意避免磕碰和擦伤。此外，新生儿皮肤皱褶较多，积汗潮湿，夏季或肥胖儿容易发生皮肤糜烂。给新生儿洗澡时，要注意皱褶处的清洗，动作要轻柔，不要用毛巾来回擦洗。

由于宝宝皮肤尚未发育成熟，所以显得特别娇气敏感，易受刺激及感染。在护理宝宝皮肤的时候，应选用符合国家标准规定的婴儿专用产品，既能全面保护宝宝皮肤，又避免刺激。

给宝宝洗澡后，在皮肤褶皱处及臀部擦少许婴儿专用爽身粉即可，不要擦得过多，以免因受潮而形成结块。颈部不宜直接擦粉，应擦在手上再涂抹，以免宝宝吸入。

囟门的护理

新生儿总有很多特别娇弱的部位，囟门就是一个非常娇弱的地方，不能随便碰。其实新生儿的囟门是需要定期清洗的，否则容易堆积污垢，引起宝宝头皮感染。清洁时一定要注意：用宝宝专用洗发液，不能用香皂，以免刺激头皮诱发湿疹或加重湿疹；清洗时手指应平置在囟门处轻轻地揉洗，不应强力按压或强力搔抓。

耳朵的护理

新妈妈千万要记住，不要尝试给小宝宝掏耳垢，这样容易伤到宝宝的耳膜，而且耳垢可以保护宝宝耳道免受细菌的侵害。洗澡时千万不要让水进到宝宝的耳朵里。

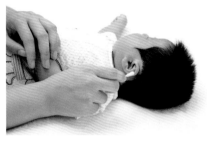

❶ 用棉签蘸些温水拭干外耳道及外耳。

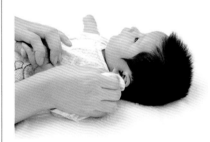

❷ 棉布浸湿，轻擦宝宝外耳的褶皱和隐蔽的部分。

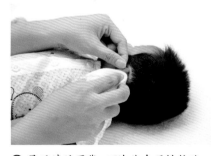

❸ 最后清洁耳背，可涂些食用植物油。

女宝宝外阴怎么护理

较之于男宝宝，女宝宝的外阴更要新妈妈细心护理，并且这个好习惯要一直坚持下去。

首先，每次给女宝宝换尿布时以及每次大小便后，都要用柔软、无屑的卫生纸巾仔细擦拭宝宝的外阴。擦拭时，方向由前向后，以免不小心使粪便残渣进入宝宝阴部。

其次，给女宝宝清洗外阴时，最好每天用温水清洗两次。清洗顺序跟擦拭的方向一样，要从前向后。方法如下：

1. 用干净的纱布从中间向两边清洗宝宝的小阴唇，再从前往后清洗阴部。

2. 清洗宝宝的肛门。尽量不要在清洗肛门后再擦洗宝宝的阴部，避免交叉感染。

3. 再把宝宝大腿根缝隙处清洗干净，这里的褶皱容易堆积汗液。

4. 最后，用干毛巾擦干。

此外，女宝宝的尿布或纸尿裤要经常更换。为女宝宝涂抹爽身粉时不要在阴部附近涂抹，否则粉尘极容易从阴道口进入阴道深处，而引发不适。

专家育儿经

宝宝每次大小便后，如果不方便用清水冲洗，可用湿巾擦拭。擦完后不要立即包上纸尿裤，让小屁屁晾上一会儿，宝宝会觉得很舒服。

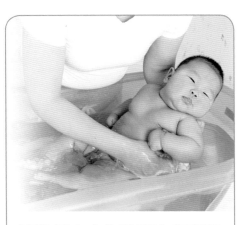

清洗男宝宝生殖器注意事项

父母需要注意男宝宝外生殖器的日常护理，因为男宝宝的外生殖器皮肤组织很薄弱，几乎都是包茎，很容易发生炎症。

清洗时要先轻轻抬起宝宝的阴茎，用一块柔软的纱布轻柔地蘸洗根部。然后清洗宝宝的阴囊，这里褶皱多，较容易藏匿汗污。包括腹股沟的附近，也要着重擦拭。清洗宝宝的包皮时，用右手拇指和食指轻轻捏着宝宝阴茎的中段，朝他身体的方向轻柔地向后推包皮，然后在清水中轻轻涮洗。向后推宝宝的包皮时，千万不要强力推拉，以免给宝宝带来不适。

清洗男宝宝外生殖器的水，温度应控制在40℃以内，以免烫伤宝宝娇嫩的皮肤。最理想的温度是接近宝宝体温的37℃左右。

另外，给男宝宝选择的纸尿裤和裤子要宽松，不要把会阴部包裹得太紧。

新生儿衣服的选择

新生宝宝的皮肤特别娇嫩，容易过敏，所以宝宝衣物一定要注意安全、舒适和方便三原则。

安全

选择正规厂家生产的婴儿服装，上面有明确的商标、合格证、产品质量等级等标志。

不要选择有金属、纽扣或小装饰挂件的衣服，因为如果不够牢固的话，可能会被扯掉而造成危险。

尽量选择颜色浅、色泽柔和、不含荧光成分的衣物。

舒适

纯棉衣物手感柔软，能更好地调节体温。

注意衣服的腋下和裆部是否柔软，这是宝宝容易摩擦的关键部位，面料不好会让宝宝不舒服。

新衣服在穿之前一定要拆掉商标，以免摩擦到宝宝的皮肤。

要注意观察内衣的缝制方法，贴身的那面没有接头和线头的衣服是最适合新生宝宝的。

方便

前开衫的衣服比套头的方便。松紧带的裤子比系带子的方便，但是注意别太紧了。

如何清洗宝宝的衣服

新生儿肌肤娇嫩，父母在清洗宝宝衣物时有很多注意事项。

彻底漂洗

洗净污渍，只是完成了洗涤程序的一半，接下来要用清水反复过水洗两三遍，直到水清为止。为了避免细菌交叉感染，宝宝的衣服最好用专门的盆单独手洗。

少用化学物质

如果一定要用清洁用品，最好选用婴儿专用洗涤剂或肥皂。它们刺激性较小，用来清洗婴儿贴身内衣最合适。

在阳光下暴晒

婴儿衣物漂洗干净后，最好用阳光暴晒来除菌。如果碰到阴天，可以在晾到半干时，用电熨斗熨一下，熨斗的高温同样能起到除菌和消毒的作用。

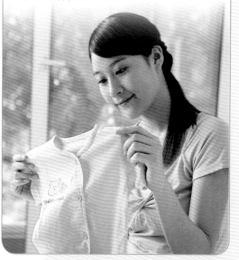

怎样给宝宝包襁褓

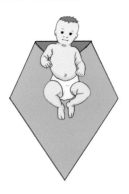

❶ 把毯子铺在一个平坦的地方，将上角折下约 15 厘米。把宝宝仰面放在毯子上，头部枕在折叠的位置。

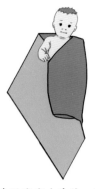

❷ 把毯子靠近宝宝左手的一角拉起来盖住宝宝的身体，并把边角从宝宝的右边手臂下侧掖进宝宝身体后面。

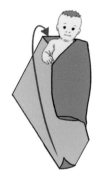

❸ 将毯子的下角即宝宝脚的方向，折回来盖到宝宝的下巴以下。

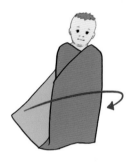

❹ 把宝宝右臂边的一角拉向身体左侧，并从左侧掖进身体下面。有些宝宝喜欢胳膊能自由活动，可以只包宝宝胳膊以下的身体。

新生儿穿多少衣服合适

新生儿大多数时间都是在室内的，而且新陈代谢也比较快，所以不用穿太多，这有利于增强抵抗力。一般宝宝比大人多穿一件衣服就可以了，如果怕他着凉，可以在里面加个背心或者小肚兜。

不要给宝宝佩戴饰物

爱宝宝，最好不要给他佩戴过多的饰物。按照民间习俗里，给宝宝戴饰物有吉祥祈福的意思。爷爷奶奶、外公外婆、爸爸妈妈都愿意为宝宝买一些金银珠宝首饰，如长命锁、如意金铃等。其实给新生儿佩戴饰物，存在很多安全隐患，如宝石、金银器等挂件的细绳或细链易勒伤宝宝的脖子，或引起血液流通不畅。另外，饰物缝隙中的细菌可能通过口腔进入体内，造成细菌感染，还有的宝石可能含有放射性物质。

宝宝正确的穿衣方法

给宝宝穿衣服，这可难坏了不少新妈妈。因为宝宝全身软软的，四肢又呈强硬的屈曲状，宝宝也不会配合穿衣。妈妈笨手笨脚的，还会引起宝宝哭闹，往往弄得手忙脚乱。其实只要方法得当，给宝宝穿衣还真不是一件复杂的事。

穿上衣

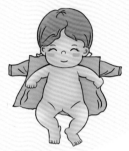

❶ 先将衣服平放在床上，让宝宝平躺在衣服上。

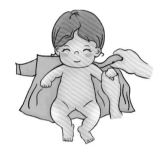

❷ 将宝宝的一只胳膊轻抬，先向上再向外侧伸入袖子中。

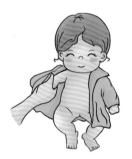

❸ 抬起宝宝另一只胳膊，使肘关节稍稍弯曲，将小手伸向袖子中，并将小手拉出来。

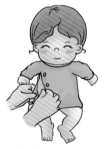

❹ 再将衣服扣子系好就可以了。

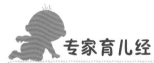 **专家育儿经**

给宝宝穿上衣时，可以先让宝宝躺在床上，妈妈的手从袖口伸到袖子里，再从袖子内口伸出来，另一只手将宝宝的小手抓住，并送入妈妈袖子里的手中，再将小手轻轻拉出来，再用同样的方法将另一只袖子穿上。

穿裤子

　　相对于穿上衣来说,穿裤子比较容易。只要将宝宝的双脚分别放在裤腿中,妈妈的手从裤脚管中伸进去,拉住宝宝的小脚,将裤子向上提就可以了。

穿连体衣

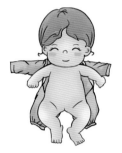

❶ 先将连体衣解开扣子,平铺在床上,让宝宝躺在上面。

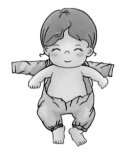

❷ 将宝宝两条小腿分别放入裤腿中。

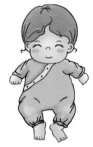

❸ 再按穿上衣的方法将胳膊穿入袖子中,系上扣子。

给新生儿脱衣服有技巧

　　宝宝刚出生,神经系统发育尚不完善,还不能自主地"指挥"手臂,而且宝宝骨骼娇嫩,穿脱衣服时,要格外小心。

　　在给新生宝宝穿脱衣服时,要保持合适的室温,最好保持在24~28℃。

　　脱衣服时,让新生宝宝仰卧在床上,解开宝宝衣服带,妈妈左手拉着袖口,右手拉着宝宝肘关节,顺着将宝宝左手臂从衣袖中拉出,右臂脱法相同,然后一只手托住宝宝颈、肩部,另一只手托住宝宝臀部,将宝宝抱起,就可脱掉宝宝衣服。

宝宝睡觉不宜穿太多衣服

　　新生宝宝睡觉可能会蹬被,很多新手爸妈担心宝宝睡觉着凉,常会让宝宝穿很多衣服睡。这种做法对新生宝宝并不好。

　　新生宝宝代谢较快,易出汗,睡觉时被内温度高,湿度大,容易诱发"闷热综合征",影响宝宝睡眠质量,甚至发生虚脱。

　　新生宝宝睡觉时可穿薄贴身衣,如果室内温度较高,甚至可以不穿衣服,只要包好纸尿裤就好。若担心新生宝宝夜晚睡觉蹬被,可以为宝宝准备宝宝睡袋。

跟妈妈睡还是单独睡

宝宝最喜欢妈妈身上熟悉的味道，所以，新妈妈一定不要吝啬你的抚摸和拥抱。尤其是在晚上，最好跟宝宝一起睡，这样方便晚上哺乳，而且如果宝宝晚上醒来，看到妈妈在身边，感受到妈妈熟悉的气息，会很快安睡。

宝宝睡觉时，家人需要蹑手蹑脚吗

不要因为宝宝一睡觉就勒令全家人不能发出任何响声，走路都要蹑手蹑脚的，生怕惊醒了他。其实宝宝在睡觉，保持正常的生活声音，只要适当放小音量就行。如果养成了睡觉必须非常静的习惯，反而会让宝宝睡不踏实。

宝宝睡多久才正常

宝宝就像个小猪，每天除了吃就是睡。其实，新生儿平均每天睡 18~20 小时是很正常的现象，到两三个月时会缩短到 16~18 小时，4~9 个月缩短到 15~16 小时。随着年龄的增长和身体的发育，他玩耍的时间会慢慢加长，睡觉的时间也开始慢慢缩短了，到 1 岁时才能接近成人的生活规律。

尽量不要抱着睡

新生宝宝初到人间，需要父母的爱抚，但也需要培养良好的睡眠习惯。抱着宝宝睡觉，既会影响宝宝的睡眠质量，还会影响宝宝的新陈代谢。另外，产后妈妈的身体也需要恢复，抱着宝宝睡觉，妈妈也得不到充分的睡眠和休息。所以，宝宝睡觉时，要让他独立舒适地躺在床上，自然入睡，尽量避免抱着睡。

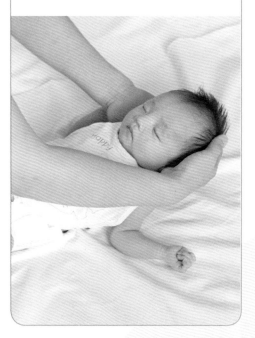

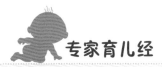 **专家育儿经**

宝宝偶尔打鼾可能是由感冒引起的，感冒痊愈后，打鼾的症状就会消失。但如果宝宝经常打鼾，可能是由于腺样体肥大、扁桃体肥大或其他原因，影响了鼻咽部通气造成的，最好带他到医院检查一下。

宝宝不舒服时的表现

新手父母要学会读懂新生儿不舒服的表现。当宝宝出现以下这些状况时，就要立即送去医院治疗：

昏昏欲睡显得特别累，不易叫醒，吵醒后又立即入睡；活动力变差，哭声很弱，突然不太哭闹、不爱活动；食欲变差，吃奶量明显减少，若强迫吃奶后又立即吐奶；吃奶时变得很累、易喘，口鼻周围发紫，异常的盗汗等；体温 38℃以上；喷射性吐奶；严重的水泻；耳朵有分泌物流出；有异于平常的呼吸声或有浓稠性的鼻涕。

宝宝溢奶怎么办

宝宝胃呈水平位，且容量小，肌肉力量弱，功能尚不健全，容易发生溢奶现象。妈妈只要学会判断溢奶的原因，采取相应措施即可。

合适的喂奶姿势：尽量抱起宝宝，让宝宝的身体处于 45° 左右倾斜状态。

喂奶完毕让宝宝打个嗝：竖直抱起靠在肩上，轻拍宝宝后背。

吃奶后不宜马上让宝宝仰卧，而应当侧卧一会儿，然后再改为仰卧位。

喂奶量不宜过多，间隔时间不宜过短。如果宝宝呕吐频繁，且吐出呈黄绿色、咖啡色液体，或伴有发烧、腹泻等症状，要及时就医。

给宝宝剪指甲要小心

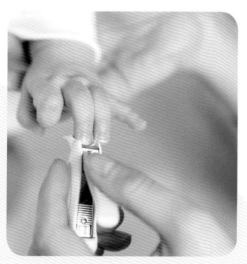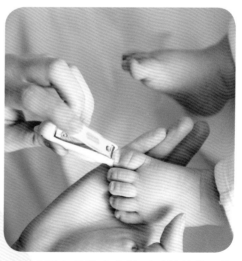

给宝宝剪指甲时，宝宝总是乱动，因此喂奶过程中或是宝宝熟睡时是剪指甲的好时机。妈妈要将胳膊支撑在大腿上或者其他稳定的地方，保证手部动作平稳。握住宝宝的小手，尽量将宝宝的手指分开，用宝宝专用指甲剪。要把指甲剪成圆弧状，不要留尖锐的角，如果指甲下有污垢，应在剪完指甲后用水洗干净。脚趾甲比手指甲长得慢，但也不要忘了修剪。

怎样给宝宝洗澡

对新手父母来说，给新生儿洗澡是个大问题，这完全是个技术活。所以，在宝宝出生后住院期间，一定要跟着护士把这门技术学到家。如果还是有问题，下面再来温习一遍。

准备工作

1.确认宝宝不会饿或暂时不会大小便，且吃过奶1小时以后。

2.如果是冬天，开足暖气，如果是夏天，关上空调或电扇，室温在26~28℃为宜。

3.准备好洗澡盆、洗脸毛巾（2~3条）、浴巾、婴儿洗发液和要更换的衣服等。

4.清洗洗澡盆，先倒凉水，再倒热水，用你的肘弯内侧试温度，感觉不冷不热最好。如果用水温计，为37~38℃最好。

如何清除宝宝的头皮痂

一般情况下，宝宝的头皮痂不用清洗，慢慢地会自己脱落。如果看着不舒服，可以涂些植物油，等它软了以后，用梳子轻轻梳去。有的可能太厚，一次清洗不完，可以坚持每天涂一两次，软了以后再轻轻地梳，最后用温水擦干净。

 专家育儿经

给宝宝洗完澡做完抚触后，可以给宝宝喂点奶，以补充热量和水分。

洗澡小贴士

1.尽量用清水冲洗，不要用肥皂或沐浴液。

2.一定要事先调好水温、水深，洗澡中途也绝对不可以让宝宝独自在浴盆中。

3.洗澡时间以10分钟为宜，如果宝宝喜欢，可以适当延长。最好每天一次，冬天可以根据情况适当延长周期。

4.开始给婴儿洗澡时，因为不熟练会有些手忙脚乱，应该让新爸爸或家人帮助你，慢慢地你就会很熟练了。

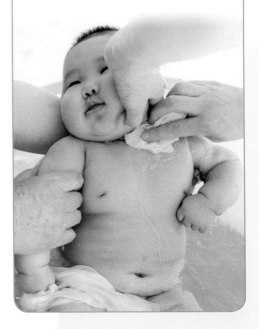

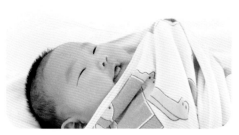

❶ 给宝宝脱去衣服，用浴巾把宝宝包裹起来。

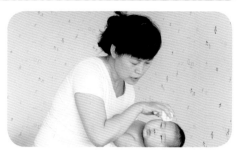

❷ 宝宝仰卧，用左肘部托住宝宝的小屁股，左手托住宝宝的头，拇指和中指分别按住宝宝的两只耳朵贴到脸上，以防进水。

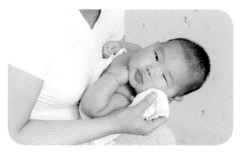

❸ 先清洗脸部。用小毛巾蘸水，轻拭宝宝的脸颊，眼部由内而外，再由眉心向两侧轻擦前额。

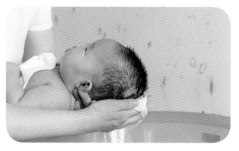

❹ 接下来清洗头。先用水将宝宝的头发弄湿，然后倒少量的婴儿洗发液在手心，搓出泡沫后，轻柔地在头上揉洗。

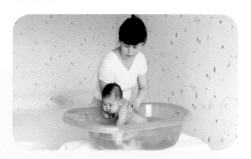

❺ 洗净头后，再分别洗颈下、腋下、前胸、后背、双臂和手。由于这些部位十分娇嫩，清洗时注意动作要轻柔。

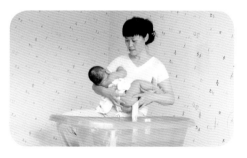

❻ 将宝宝倒过来，头顶贴在右胸前，用左手托住宝宝的上半身，右手用浸水的毛巾先洗会阴腹股沟及臀部，最后洗腿和脚。

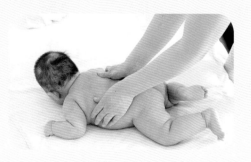

❼ 洗完后用浴巾把水分擦干，身上涂上润肤油，然后给宝宝做抚触按摩。

特殊宝宝的护理

新生儿如此娇嫩可爱，就像刚出土的幼苗，需要父母的精心呵护，而那些双胞胎、早产儿和巨大儿就需要爸爸妈妈付出更多的爱和关心，沐浴着爸爸妈妈的爱，宝宝一样会茁壮、健康地成长。

双胞胎或多胞胎

一举多得的新妈妈很幸福，也很操心，辛苦并快乐着，这是双胞胎和多胞胎新妈妈的真实写照。

抗病能力相对弱

由于在妊娠期，妈妈的营养要同时供应两个胎儿生长，因此双胞胎宝宝大多数没有单胎宝宝长得好，其对环境的适应能力和抗病能力均较一般单胎新生儿差。有时可能出现护理不周的情况，会使双胞胎宝宝易患病，因此对双胞胎的喂养和护理要加强。

双胞胎最好都母乳喂养

对于早产低体重的双胞胎，可能还需要在保温箱中护理，妈妈可以在医生的指导下挤出母乳喂养。如果母乳的确不足，可以添加早产儿配方奶。早产双胞胎一定要等到体重达到正常时才能出院。

对于足月足体重的双胞胎，母乳喂养是最合适的。妈妈千万不要先怀疑自己的乳量，信心是母乳喂养成功的关键。可以让两个宝宝分开时间段吃奶，也有利于乳汁分泌。如果确实妈妈乳量少，也可以采取混合喂养。但是，不要一个母乳喂养，一个配方奶喂养。

母乳不够时，可以交替喂母乳和配方奶

母乳只能满足一个宝宝时，可以采取交替喂养的方式。喂小宝母乳的时候，喂大宝配方奶，下次互换。也可以采取每天交替的方式，即一天小宝吃母乳、大宝吃配方奶，第二天小宝吃配方奶、大宝吃母乳。还可以采取白天用母乳喂养、夜间用配方奶喂养的方式，这种喂养方式适合身体弱，夜间需要好好休息的情况。

纯配方奶可以同时喂养两个宝宝

妈妈不能母乳喂养时，可以同时喂养两个宝宝。如果一次只能喂养一个宝宝，就将两个宝宝的喂养时间错开，这样可以怀抱宝宝喂奶。尽管不是母乳喂养，但怀抱宝宝喂奶的意义重大。

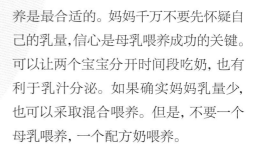

专家育儿经

如果双胞胎或多胞胎其中的一个宝宝不幸生病了，就得注意，不要让健康的宝宝也被感染，这时候，需要当机立断的"隔离治疗"。

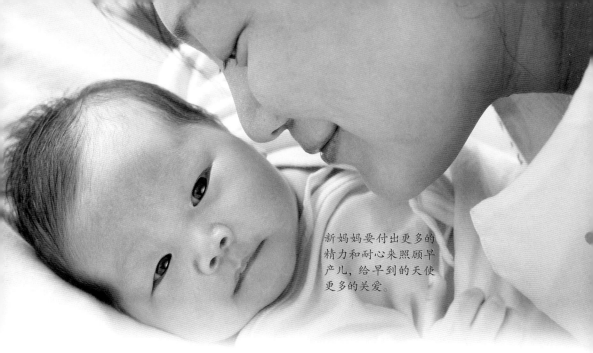

新妈妈要付出更多的精力和耐心来照顾早产儿，给早到的天使更多的关爱。

早产儿

新妈妈要付出更多的精力和耐心来照顾早产儿，给早到的天使更多的关爱。与足月儿相比，早产儿发育尚未成熟，体重多在2500克以下，即使体重超过2500克，器官、组织的发育也不如足月儿成熟。为了更好地照顾早产儿，父母要采取以下措施：

注意给新生儿保温。注意室内温度，因为早产儿体内调节温度的机制尚未完善，没有较多的皮下脂肪为他保温，失热很快，因此保温十分重要。室温要控制在25~27℃，每4~6小时测体温一次，保持体温恒定在36~37℃。

宜母乳喂养。最好喂食母乳，初乳中含各种人体必需的元素，蛋白质、脂肪酸、抗体的含量都很高，正好适合快速生长的早产儿。

谨防感染。早产儿室避免闲杂人员入内。接触早产儿的任何人（包括妈妈和医护人员）须洗净手。接触宝宝时，大人的手应是暖和的，不要随意亲吻、触摸。妈妈或陪护人员若感冒要戴口罩，腹泻则务必勤洗手，或调换人员进行护理。

巨大儿

产下巨大儿，新妈妈不要太过担心，做好宝宝的护理工作一样可以使宝宝健康可爱。

胎儿体重超过4500克，临床称为巨大儿。巨大儿除了给妈妈分娩带来麻烦外，其生下后往往体质"外强中干"，身体抗病能力弱。生下巨大儿的新妈妈常提示患有糖尿病。这样的巨大儿最好采用人工喂养，以防妈妈服降糖药通过乳汁影响婴儿。如果妈妈身体健康，那么就要保持心情愉快，保持乳汁的质和量，以供给巨大儿宝宝享用，其他护理方面可以和普通宝宝一样。

新生儿常见疾病

离开温暖的子宫后，新生儿是那么娇嫩，一旦出现某些不适症状，就会让父母昼夜担惊受怕。宝宝不舒服的时候，父母一定要放平心态，用心学会正确的护理手法。

新生儿一般不易患病，因为妈妈的乳汁中含有天然的免疫因子，新生儿患病大多是由护理不当造成的，新手爸爸妈妈要尤为注意。

什么是新生儿生理性黄疸

新生儿生理性黄疸是一种由新生儿胆红素代谢特点引起的生理现象，而不是由任何其他疾病引起的黄疸。

一般在出生后3天左右出现，少数在第2天起就看到皮肤轻微发黄，或延迟到出生后5天出现。以后逐渐加重，通常于出现后两三天内最为明显。

新生儿生理性黄疸需要治疗吗

足月的新生儿一般在出生后7~10天黄疸消退，最迟不超过出生后2周，早产儿可延迟至出生后三四周褪净。

如果黄疸的消褪超过正常时间，或者褪后又重新出现均属不正常，需要治疗。一般的生理性黄疸都能顺利消失，不需治疗。

专家育儿经

宝宝患湿疹时，可用金银花煮水给宝宝擦洗，水要温一点。如果比较严重，可以涂抹尤卓尔软膏，但不能长期使用，最好要听从医生的意见。

新生儿湿疹怎么办

有些新妈妈会发现宝宝的脸、眉毛之间和耳后与颈下对称地分布着小斑点状红疹，有的还流有黏黏的黄水，干燥时则结成黄色痂，这就是新生儿湿疹，又名奶癣，是一种常见的新生儿和婴儿过敏性皮肤病，常使宝宝哭闹不安，影响健康。

预防措施

如果对婴儿配方奶粉过敏，可改用其他代乳食品。

避免过量喂食，防止消化不良。

哺乳妈妈要少吃或暂不吃鲫鱼汤、鲜虾、螃蟹等诱发性食物，也不要吃刺激性食物，如蒜、葱、辣椒等，以免加剧宝宝的湿疹。

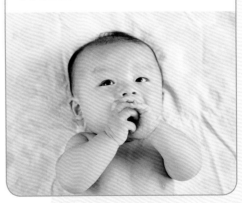

宝宝怎么老打喷嚏

宝宝偶尔打喷嚏是一种对外界温度变化的本能反应，新妈妈不用过分紧张。

新生儿鼻腔血液运行较旺盛，鼻腔小且短，若有棉絮、绒毛或尘埃等刺激鼻黏膜，便会引起打喷嚏，这也可以说是宝宝代替用手自行清理鼻腔的一种方式。

遇到这种情况，妈妈可以用手指肚给宝宝轻轻揉鼻翼。只要宝宝没有其他异常反应就不必太担心。

需要注意的是，平时还要观察室内湿度，如果室内空气太干燥，也可能导致宝宝打喷嚏。如果屋内的空气过干，建议多给宝宝喝水，最好使用加湿器或是在屋内放置几盆清水，增加屋内的湿度。如果宝宝经常打喷嚏的症状不见改善，父母就要多注意，很可能是宝宝对某种东西过敏引起的，比如花粉、灰尘、化纤类物质等。

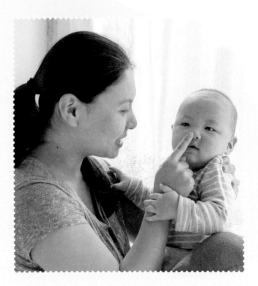

宝宝感冒了怎么办

新生儿免疫系统未发育成熟，容易患感冒，特别是在冬春季节出生的宝宝。

一般新生儿感冒将持续 7~10 天，有的可持续 2 周左右。咳嗽是最晚消失的症状，它往往会持续几周。

3 个月内的宝宝，一出现感冒的症状，就要立即带他去看医生。尤其是当宝宝发烧超过 38.5℃（腋下温度）或有咳嗽症状时，更不能掉以轻心。

感冒的防治

1. 带着宝宝去医院，进行专业的检查，了解感冒的原因。

2. 如果是合并细菌感染，医院会给宝宝开一些抗生素，一定要按时按剂量吃药。

3. 如果是病毒性感冒，并没有特效药，主要就是照顾好宝宝，减轻症状，一般过个 7~10 天就好了。

4. 如果鼻子堵塞造成了宝宝吃奶困难，就请医生开一点盐水滴鼻液。在吃奶前 15 分钟滴鼻，过一会儿，即可用吸鼻器将鼻腔中的盐水和黏液吸出。

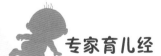

哺乳妈妈患了感冒，要在医生的指导下治疗，喝不影响哺乳的中成药或者采取食疗方法，最好不要中断给宝宝喂奶，可以在喂奶的时候戴上口罩。

新生儿咳嗽怎么办

很多新妈妈看到宝宝咳嗽，往往手足无措。其实，宝宝咳嗽的原因有很多，如冷空气刺激、呼吸道感染和过敏等。因此最好针对宝宝咳嗽的原因来护理，必要时要带宝宝去医院就诊。

父母在给宝宝使用止咳药和抗生素之前，必须咨询医生，并严格按照医生建议的方法和剂量来给宝宝服用。

新生儿发烧后一定要降温

发烧在38.5℃以下，建议采取物理降温，如用温水给宝宝的四肢、腹股沟和腋窝擦一擦，直到宝宝皮肤发红为止，这个方法可以加快宝宝的血液循环，从而达到降温的作用。

当宝宝的体温达到38.5℃以上，建议在医生指导下给宝宝服用一些退烧药物。因为这个体温超过宝宝的承受能力，对于脑部内环境来说，会影响脑细胞的生存环境，此时父母要及时给宝宝服用一些婴儿专用退烧药物。

怎样帮助宝宝排痰

新生儿不会吐痰，即使痰液已咳出，也只会再吞下。妈妈可以给宝宝拍背帮助他排痰。

具体方法是：在宝宝剧烈咳嗽时，或是进食后两个小时，让宝宝横向俯卧在你的大腿上，空心掌，用手腕的力，由下往上、从外到内给宝宝拍背。手劲要适度，能感觉到宝宝背部有震动就可以了。拍5分钟后，给宝宝喂点水。

晚上睡觉时，可以把宝宝的肩部以上垫高，成半卧位，这样有助于减少鼻腔内分泌物流到咽部，引起夜间咳嗽。此外，让宝宝左右侧轮换着睡也有助于呼吸道分泌物的排出。

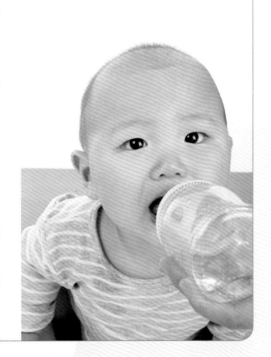

如何预防脱水热

宝宝突然高烧，妈妈要警惕宝宝患上脱水热。脱水热是夏天出生的新生儿比较容易出现的疾病，这是因为小宝宝体温调节中枢发育还不完善，不能很好地通过皮肤来散热，如果环境温度高，水分补充没跟上，而宝宝又恰好被包裹得比较紧，就会出现脱水热。脱水热一般发生在宝宝出生后的 2~4 天，热度一般在 38~40℃。

脱水热的宝宝表现为烦躁不安、啼哭不止，但无其他感染中毒症状。脱水症状不一定明显，但会因脱水而体重下降、尿量减少。发热的高低和体重的减轻也不一定成比例。

为预防脱水热的发生，在宝宝出生的几天内，如母乳不足应补充液体，同时避免过度保暖及注意环境温度。对于新生儿脱水热的治疗主要是补充液体，喂温开水或 5% 的葡萄糖液，每 2 小时 1 次，每次 10~30 毫升。当口服液体困难时，可静脉补液，以 5% 葡萄糖液加入总量 1/5 的生理盐水。

专家育儿经

新生儿出生时如患过肺炎，新妈妈和新爸爸一定要格外精心护理宝宝，避免患上感冒、发烧、咳嗽等症，同时坚持母乳喂养，增强宝宝的免疫力。

严防新生儿肺炎

怀孕期间，胎儿生活在充满羊水的子宫里，一旦发生缺氧(如脐带绕颈)，就会引发呼吸运动而吸入羊水，引起吸入性肺炎；如果早破水、产程延长或在分娩过程中，吸入被细菌污染的羊水或产道分泌物，易引起细菌性肺炎；如果羊水被胎便污染，吸入肺内会引起胎便吸入性肺炎。还有一种情况是出生后感染性肺炎，新生儿接触的人中有带菌者(比如感冒)，很容易受到传染引起肺炎。

新生儿肺炎是新生儿时期最常见的一种严重呼吸道疾病，因此要做好预防新生儿肺炎的工作。宝宝出院回家后，应尽量谢绝客人，尤其是呼吸道疾病患者，避免进入宝宝房内。新妈妈如果患有呼吸道感染疾病，必须戴口罩接近宝宝。每天将宝宝的房间通风一两次，以保持室内空气新鲜。

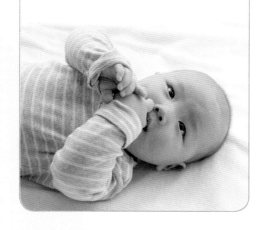

怎样判断宝宝腹泻

宝宝消化功能尚未发育完善，宝宝在胎内是母体供给营养，出生后需独立摄取、消化、吸收营养，消化道的负担明显加重，在一些外因的影响下很容易引起腹泻。

找出宝宝腹泻原因

新生儿大便次数较多，特别是吃母乳的宝宝，大便更多更稀一些。有很多因素会造成宝宝腹泻，应该先找找原因，然后对症采取措施治疗。

如果腹泻次数较多，大便性质改变，或宝宝两眼凹陷有脱水现象时，应立即送医院诊治。根据医生安排，合理掌握母乳的哺喂。

宝宝拉肚子可能是病毒感染（比如胃肠炎）或细菌感染引起的，也有可能是在治疗期间使用抗生素导致的，还有可能是牛奶过敏等原因造成的，不管什么原因造成的腹泻，必须立即去医院诊治。

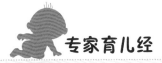

专家育儿经

母乳喂养的新生儿腹泻大多是因为妈妈吃了寒凉的食物，新妈妈要检查食物的变化。还有些新生儿对鱼肝油过敏，添加鱼肝油也会导致腹泻。

判断宝宝是否腹泻的方法

1. 根据排便次数。宝宝正常的大便一般每天一两次，呈黄色糊状。腹泻时会比正常情况下排便增多，轻者 4~6 次，重者可达 10 次以上，甚至数十次。

2. 根据大便性状。如果为稀水便、蛋花汤样便、黏液便或脓血便，宝宝同时伴有吐奶、腹胀、发热、烦躁不安、精神不佳等表现，就是腹泻的症状。

宝宝腹泻时如何处理

及时消毒：接触腹泻宝宝后，应及时洗手；宝宝用过的碗、奶瓶、水杯等要消毒；衣服、尿布等也要用开水烫洗。

注意观察病情：记录宝宝大便、小便和呕吐的次数、量和性状，就诊时带上大便采样，以便医生检验、诊治。

外阴护理：勤换尿布，每次大便后用温水擦洗臀部，女宝宝应自前向后冲洗，然后用软布吸干，预防泌尿系统感染。

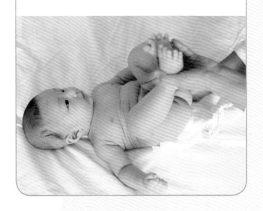

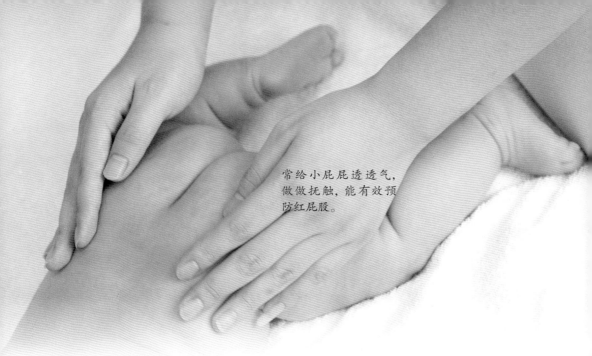

常给小屁屁透透气，做做抚触，能有效预防红屁股。

新生儿"红屁股"怎么办

新生儿屁股皮肤娇嫩，皱褶多，往往易出现"红屁股"，医学上称为尿布疹。多发生在与尿布接触的部位，如小屁股和会阴，主要表现是大片红斑、水肿，表面光滑、发亮，边界清楚。严重的会发生脓包、溃疡、发热等。其预防措施是：

1. 勤换尿布或纸尿裤。适当减少这些用品的使用时间，让宝宝的小屁屁多透气通风。

2. 每次大小便后及时清洁皮肤，并用清水冲洗干净。

3. 可以经常给宝宝涂些护臀霜，也可用蒸熟的香油冷却后代替护臀霜。

4. 培养宝宝定时小便的习惯。新生儿的皮肤发育得不完善，抵抗力也差，很容易受尿液刺激，引起"红屁股"。另外，宝宝新陈代谢快，排汗多，如果热气不能有效排出，也容易产生"红屁股"。

预防肛周脓肿

如果宝宝排便和更换尿布时哭闹，妈妈一定要引起注意，留心宝宝是不是患上了肛周脓肿。新生儿由于大便次数多，每日可达 4~10 次，肛周黏膜经常处于被排泄物刺激的状态，导致局部红肿，引起新生儿烦躁、哭闹。一旦发生臀部感染，就有可能引发肛门周围脓肿。

肛周脓肿如果不及时处理，会引起肛瘘，给宝宝造成极大的痛苦。所以，当有臀红时，妈妈要随时观察宝宝臀部是否有感染，要及时就医治疗。

"内八脚"和"罗圈腿"需要纠正吗

宝宝的内八脚和罗圈腿会自然变直吗？答案是肯定的。宝宝出生前在妈妈子宫中空间有限，不能完全伸展开，因此腿、脚向内弯曲。出生后，随着宝宝臀部和腿部的肌肉力量加强，宝宝的身体和脚就会慢慢变直，父母不用担心。

新生儿便秘怎么办

新生儿发生便秘的情况不是非常多，但新生儿早期可能有胎便性便秘。这是因为胎便稠厚、积聚在结肠和直肠内，使得排出量很少，产后72小时还未排完，表现为腹胀、呕吐、拒奶。对于这种类型的便秘，父母可在医生指导下使用开塞露刺激。胎便排出后，症状消失不再复发。如果随后又出现腹胀这种顽固性便秘，要考虑是否患有先天性巨结肠症。

新生儿便秘容易发生在人工喂养的宝宝身上。如果排便并不困难，并且大便也不硬，宝宝精神好，体重也增加，这种情况就不是病。如果排便次数明显减少，每次排便时还非常用力，并在排便后可能出现肛门破裂、便血，则应及时到医院诊治。千万不可自行用泻药，因为泻药有可能导致肠道的异常蠕动而引起肠套叠，如不及时诊治，可能造成肠坏死，严重时会危及宝宝的生命。

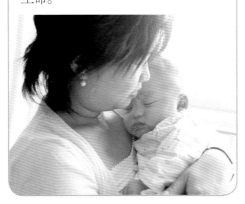

预防佝偻病从现在开始

虽然现在生活水平提高了，但佝偻病的现象仍然存在。父母要从新生儿期开始预防佝偻病。

容易患佝偻病的宝宝主要是早产儿和出生体重较轻（低于3000克）的宝宝、孕期缺钙的妈妈所生的宝宝、哺乳期缺钙的妈妈所哺育的宝宝、生长发育太快的宝宝、吃奶少的宝宝。

佝偻病的早期表现主要是好哭、睡眠不安、多汗、夜惊，尤其是多汗刺激，让宝宝经常摇头擦枕，导致枕秃。

预防新生儿佝偻病的方法

1. 多晒太阳和户外活动。

2. 从出生第15天开始，每天补充适量的维生素A、维生素D，具体补充量听从医生建议。

3. 提倡母乳喂养，哺乳期间妈妈要补充适量的钙剂、鱼肝油，并多晒太阳。

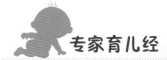 专家育儿经

有些宝宝刚入睡时出汗较多，是自主神经还不够稳定造成的；有些宝宝出现枕秃是因为生理性多汗、头部与枕头经常摩擦形成的。这两种现象不属于佝偻病，妈妈要学会区分。

宝宝长了痱子

　　不少新妈妈总担心宝宝受凉，即便是在夏季，也给宝宝穿得很厚，这很容易捂出痱子。另外室内通风差、皮肤不清洁等使宝宝汗腺孔被堵塞，汗液排泄不畅也会导致痱子出现。

　　夏季父母要注意预防宝宝生痱子，具体措施如下：

　　1.注意皮肤清洁卫生，要及时换下宝宝身上沾有汗渍的衣服，一天洗一两次澡，这样宝宝就不会长痱子了。

　　2.夏季的衣服材质很重要，夏季炎热，应穿吸水性好的薄纯棉衣物或竹纤维衣物，而且衣服要宽松。热量被散发出来，汗水被衣服吸去，自然不易长痱子。

　　3.遇到气温过高的日子，可适当使用空调降低室内温度，同时注意通风。

　　4.在炎热的夏天，不要一直抱着宝宝，尽量让宝宝躺在床上，以免长时间在大人怀中，散热不畅，捂出痱子。

　　最后介绍一种中医防治办法：金银花6克，用开水浸泡约1小时即可，用棉签或纱布蘸金银花浸泡液轻抹患处，每天3次。

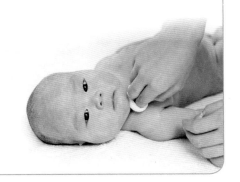

预防新生儿脐炎

　　宝宝脐带如果护理不当，极易引发新生儿脐炎，家人需要特别注意。宝宝出生后，脐带结扎会使新生儿腹腔与外界直接相通的通道被堵塞。所剩下的2厘米左右的脐带残端，一般在出生后7~14天脱落，脱落的时间早晚因不同的结扎方法稍有差别。但在脐带脱落前，脐部易成为细菌繁殖的温床，导致新生儿脐炎的发生。此时细菌可能侵入腹壁，进而进入血液，成为引起新生儿败血症的常见原因之一。

　　预防新生儿脐炎最重要的是做好断脐后的护理，保持新生儿腹部的清洁卫生，具体护理方式如下：

　　1.每天准备75%的酒精、棉签。

　　2.消毒时一定要把消毒棉签伸到肚脐窝里面去。

　　3.由里往外消毒，依顺时针一圈一圈往外消毒。

　　最后，父母如发现脐带根部发红，或脐带脱落后伤口不愈合，有脐窝湿润表现，应立即进行局部处理，用75%酒精冲洗局部，每天2~3次。如果脐部炎症明显，有脓性分泌物，则应立即送宝宝到医院治疗。

新生儿用药

宝宝生病是最让新妈妈和新爸爸揪心的，看着宝宝痛苦的样子，真想自己代替宝宝受罪，但这并不能解决问题，正确掌握给宝宝用药方法，才能最快、最有效地减轻宝宝的痛苦。

家庭常备药箱

安全有效的宝宝常用药

发热：泰诺林（对乙酰氨基酚混悬滴剂）、小儿解热栓、美林（布洛芬混悬液）等。

感冒、鼻塞：泰诺（酚麻美敏混悬液）、小儿氨酚黄那敏颗粒等。

咳嗽、咳痰：小儿止咳口服溶液、沐舒坦（盐酸氨溴索口服溶液）等。

过敏：仙特明（盐酸西替利嗪滴剂）、开瑞坦（氯雷他定）等。

腹泻：蒙脱石散、口服补盐液Ⅲ、益生菌等。

便秘：开塞露、乳果糖、益生菌等。

烫伤：绿药膏、烫伤膏等。

红臀：鞣酸软膏。

皮炎、湿疹：苯海拉明软膏、氧化锌油等。

家庭小药箱里的常用工具

体温计：常用的有水银体温计、耳式体温计和额温枪。从安全性和准确性来看，额温枪比水银体温计、耳式体温计更安全、更准确。

喂药器：可防止喂药过程宝宝产生挣扎、抗拒的行为，弥补了匙羹喂药的缺陷。主要有滴管式喂药器、针筒式喂药器和奶嘴式喂药器三类。

处理小外伤必须有的装备

酒精棉：急救前用来给双手或钳子等工具消毒。

棉花棒：用来清洗面积小的出血伤口。

消毒纱布：用来覆盖伤口。

创可贴：覆盖小伤口时用。

冰袋：令微血管收缩，帮助减少肿胀。流鼻血时，置于伤者额部，能帮助止血。

手套、医用口罩：可以防止施救者被感染。

三角巾：可承托受伤的上肢，固定敷料或骨折处等。

安全扣针：固定三角巾或绷带。

胶布：固定纱布。

绷带：绷带具有弹性，用来包扎伤口，不妨碍血液循环。2寸的适合手部，3寸的适合脚部。

圆头剪刀：比较安全，可用来剪开胶布或绷带，必要时也可用来剪开衣物。

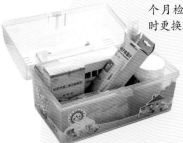

宝宝小药箱最少三个月检查一次，及时更换过期药物。

怎样给新生儿用药

"良药苦口"，年轻的爸爸妈妈们在给宝宝喂药时，常常手忙脚乱，束手无策。到底该怎样给宝宝喂药呢？

1. 按医嘱，将药片或药水放置勺内，用温开水调匀，也可放糖少许。

2. 喂药时将小宝宝抱于怀中，托起头部成半卧位。

3. 用左手拇、食指轻捏小宝宝双侧颊部，迫使小宝宝张嘴。

4. 然后用小勺将药物慢慢倒入小宝宝嘴里。

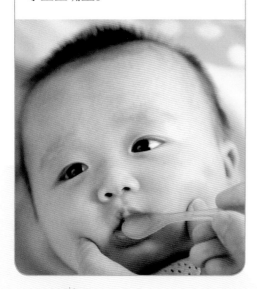

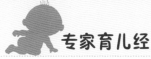 专家育儿经

不管是用小勺还是滴管喂药，宝宝吃药时选择都要半坐位姿态，轻轻把住四肢，固定住头部，以防喂药时呛着宝宝或者误吸入气管。

新生儿用药注意事项

宝宝不是迷你版大人

宝宝生理、心智都还在发展的阶段，对药物的吸收、代谢与成人大不相同，因此新生儿用药不论在药物、剂型的选择、剂量的决定上都需要专业医生做特别考量，绝不可以拿大人药品直接来磨粉，毕竟宝宝不是缩小版的大人。

可以把药放进配方奶喂食吗

一般不建议将药物放入配方奶中一起服用，因为配方奶会降低某些药物的治疗效果。而且生病中的宝宝食欲不佳，万一配方奶没有喝完，父母无法确定宝宝喝下的药物剂量是否足够。因此，以白开水配服药品是最好、最安全的选择。

哪些药物容易有副作用

任何一种药物都有副作用，如果宝宝吃药有任何异常的反应，请立刻咨询医生。一旦确定是药物引起的副作用，爸爸妈妈必须记录下药物名称、使用的剂量及副作用产生的反应，并在下次就医时主动告诉医生，以免宝宝再次受到伤害。

民俗用药要谨慎

一些老人在给新生儿用药时盲目信奉民间习俗，新妈妈要有选择地听取。比如有一种民间习俗是让新妈妈将珍珠散洒在自己的乳头上，认为让宝宝吸吮后会使其体质健壮。但是珍珠散含有朱砂等成分，千万不能滥用。

新生儿的免疫接种

新生宝宝从母体来到这个大千世界，此时免疫功能尚且不足，对一些疾病缺乏抵抗能力。为了让宝宝健康成长，爸爸妈妈要让宝宝接受一系列的免疫接种。

接种疫苗前的注意事项

不管是新生儿，还是已满月的宝宝，在接种疫苗之前，新爸爸和新妈妈都应特别注意宝宝有无急性疾病、过敏体质、免疫功能不全、神经系统疾患等情形，并在接种人员的指导下进行接种。

在新生儿接种疫苗前，新妈妈需提供新生儿的健康状况，包括出生时是否足月、出生时体重、新生儿出生评分情况、有无先天性的出生缺陷、是否患有某种疾病等，做好对新生儿健康状况的问诊和一般健康检查，以便接种人员掌握疫苗接种的禁忌证，并决定是否接种疫苗。

如接种后出现异常情况，应立即咨询接种工作人员，必要时就医，以便得到及时正确的处理。

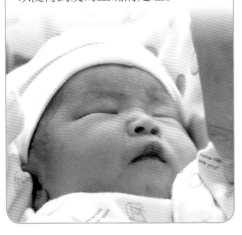

常见的接种项目

接种卡介苗

卡介苗的接种，可以增强人体对结核病的抵抗力，预防肺结核和结核性脑膜炎的发生。接种后的宝宝对初期症状的预防效果达80%~85%，可以维持10年左右的免疫力。

接种时间：出生满24小时以后，第一针。

接种部位：左上臂三角肌中央。

接种方式：皮内注射。

禁忌：当新生儿患有高烧、严重急性症状及免疫不全、出生时伴有严重先天性疾病、低体重、严重湿疹、可疑的结核病时，不应接种该疫苗。

注意事项

1. 接种后10~14天在接种部位有红色小结节，小结节会逐渐变大，伴有痛痒感，4~6周变成脓包或溃烂，此时新爸爸和新妈妈不要对其进行挤压和包扎。

2. 溃疡经两三个月会自动愈合，有时同侧腋窝淋巴结会肿大。

3. 如果接种部位发生严重感染，应及时请医生检查和处理。

接种乙型肝炎疫苗

如果怀孕时母亲患有高传染性乙型肝炎病，那么宝宝出生后的患病可能性达到 90%，所以让下一代接种乙肝疫苗是非常必要的。目前我国采用安全的第二代基因工程疫苗，出生 24 小时后，为每一个新生儿常规接种。

接种时间：出生满 24 小时以后注射第一针，满月后第二针，满 6 个月时第三针。

接种部位：左上臂三角肌中央。

接种方式：肌内注射。

禁忌：如果新生儿是先天畸形及严重内脏机能障碍者，出现窒息、呼吸困难、严重黄疸、昏迷等严重病情时，不可接种。早产儿在出生一个月后方可注射。

注意事项

1. 接种后局部可发生肿块、疼痛。

2. 少数伴有轻度发烧、不安、食欲减退，这些症状大都在两三天内自动消失。

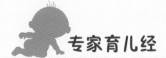

专家育儿经

接种当天不能给宝宝洗澡。接种卡介苗两三个月后，要带宝宝到指定医院复诊，看是否接种成功，如果没有成功需要补种。

特殊的接种项目

如果母亲是乙肝病毒携带者，在怀孕后三个月最好注射乙肝高效价免疫球蛋白，新生儿出生 24 小时内注射第一次乙肝高效价免疫球蛋白和乙肝疫苗，以后第 2、3 个月也要注射乙肝高效价免疫球蛋白，第 5、6 月要注射乙肝疫苗，这样能够最大限度地防止宝宝受传染。

由于早产儿对乙肝病毒的免疫力低于足月儿，所以胎龄小于 32 周的早产儿需在 7 月龄进行血清学检测，如果乙肝表面抗体浓度较低则需加强接种。

如果妈妈感染人类免疫缺陷病毒（HIV），宝宝感染 HIV 后不会立即出现症状，但由于免疫力比较弱，由 HIV 发展成艾滋病的时间很短。因此，宝宝出生以后随时可能出现症状，出生后需要接受 6 周的抗艾滋病药物治疗，而且不能进行母乳喂养。

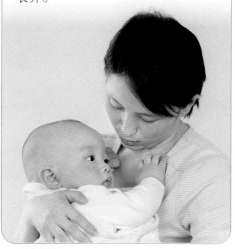

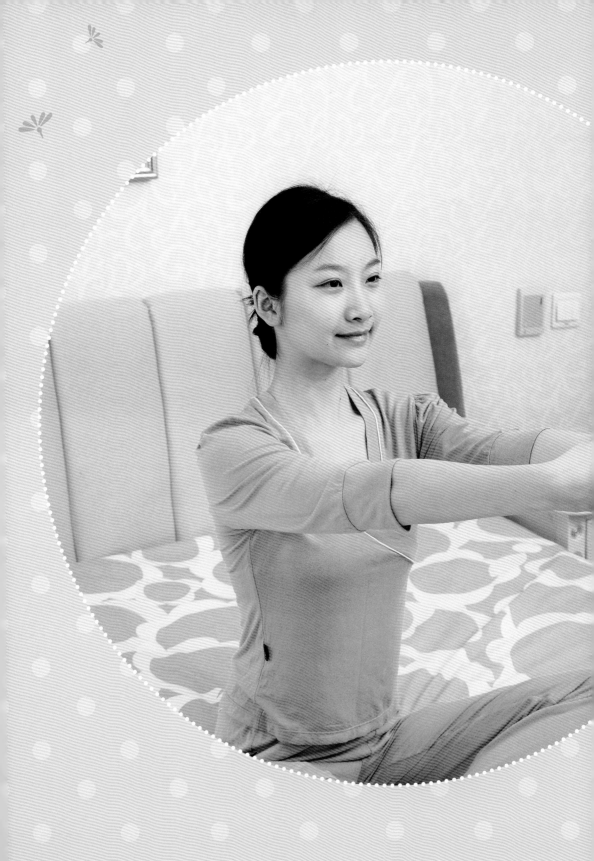

第 5 章
瘦身美容——女王驾到

产后，因为怀孕和分娩的影响，还因为忙于照顾宝宝，大多数新妈妈忽视了自身的保养，面对自己发胖、臃肿的身材，脸上冒出的痘痘、斑点，大把大把往下掉的头发，而烦恼不已。难道拥有傲人的曲线、飞扬的神采只能是奢望了吗？答案当然是否定的。只要新妈妈掌握科学的饮食、睡眠和运动，适当地对自己进行保养，完全可以做一个美丽自信的「辣妈」。

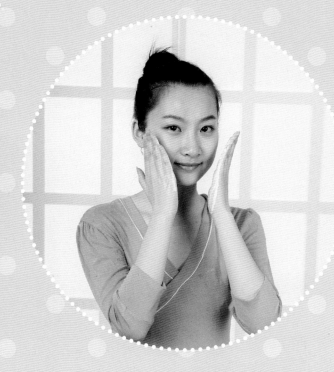

产后瘦身
不同于一般减肥

当宝宝顺利、平安地来到新妈妈身边，新妈妈便又有了新的苦恼——身材走样和产后肥胖。但新妈妈绝对不能为了追求减肥速度和效果而盲目节食，或在无科学指导的情况下进行高强度运动，最后伤害的是自己和宝宝的健康。

不宜生完宝宝就节食

产后42天内，哺乳新妈妈不要盲目通过控制饮食而减肥。此时如果强制节食，不仅会影响新妈妈身体恢复，也会导致宝宝营养跟不上。

哺乳妈妈 6 周后调整饮食

宝宝出生6周后，哺乳妈妈的身体已经基本复原，和宝宝也建立了较为稳定的母乳喂养模式，这时就可以通过健康的饮食习惯来慢慢调整体重了。这个过程可能需要10个月到1年的时间，最好的速度是每周减重0.5~1千克。

贫血时忌瘦身

如果新妈妈分娩时失血过多，会造成贫血，使产后恢复减慢，在没有解决贫血的基础上瘦身，势必会加重贫血。所以，产后妈妈若贫血一定不能减肥，要多吃含铁丰富的食物，如菠菜、红糖、鱼、动物肝脏、肉类等。

运动要量力而行

产后进行适当运动可以促进血液循环，增加热量消耗，防止早衰，恢复生育前原有的女性美。但时间不可过长，运动量不可过大。要根据个人体质情况逐渐延长时间，适当加大运动量，逐步由室内走向户外。

剖宫产妈妈应产后 4 周再运动

剖宫产新妈妈因为手术的刀口恢复起来需要一定的时间，腰腹部比较脆弱，强行用力锻炼，会对身体造成伤害。一般来说，剖宫产妈妈产后24小时可以做翻身、下床走动这些轻微的动作，等产后4周伤口基本愈合了，再进行瘦身运动。

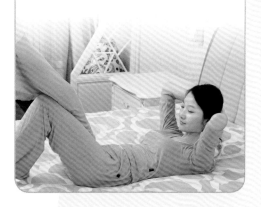

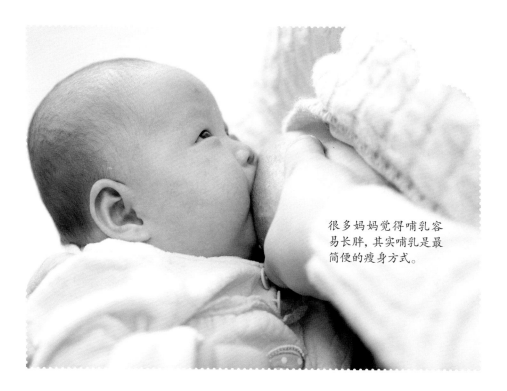

很多妈妈觉得哺乳容易长胖,其实哺乳是最简便的瘦身方式。

哺乳也可以消耗热量

有些新妈妈觉得如果哺喂宝宝就得多吃、多补,更不易体形恢复,所以干脆就放弃哺乳。这是极不正确的。专家提醒新妈妈,产后最佳的瘦身秘方就是哺乳了,因为喂母乳有助于消耗母体的热量,其效果比起节食、运动,丝毫不逊色!

在哺乳期的前三个月,新妈妈怀孕时在体内储存的脂肪,可以借助哺乳,每天以 420~630 千焦(100~150 千卡)的数量消耗掉,由于哺乳的妈妈所消耗的热量较多,自然比不哺乳的新妈妈容易恢复产前的身材。同时,哺乳还可加强母体新陈代谢和营养循环,将体内多余的营养成分输送出去,减少皮下脂肪的堆积。

运动前先哺乳

哺乳新妈妈在运动前最好先给宝宝喂奶,这是因为通常运动后,新妈妈身体内会产生大量乳酸,影响乳汁的质量。而且,运动后也不要立即给宝宝哺乳。因为乳酸潴留于血液中使乳汁变味,宝宝不爱吃。据测试,通常中等强度以上的运动即可产生此种状况。哺乳新妈妈必须注意,只宜从事一些温和的运动,运动结束后先休息一会儿再哺乳。

窈窕身材吃出来

产后妈妈可以通过安排合理的饮食，做到既保证自己和宝宝的营养需求，又避免营养过剩。饮食中注意蛋白质、碳水化合物和脂肪类食物的搭配，不要只偏好鸡鸭鱼肉等荤菜，也尽量不吃或少吃甜食、油炸食品等。

增加膳食纤维的摄入量

膳食纤维具有纤体排毒的功效，因此新妈妈在日常三餐中应多摄取芹菜、南瓜、红薯和芋头这些富含膳食纤维的蔬菜，可以促进胃肠蠕动，减少脂肪堆积。而且，这些富含膳食纤维的食物对新妈妈本身的身体恢复和调养也大有益处。

B 族维生素可分解脂肪和糖分

B 族维生素不仅可以帮助新妈妈恢复身体，更具有瘦身的神奇功效。维生素 B_1 可以将体内多余的糖分转换为能量，维生素 B_2 可以促进脂肪的新陈代谢。B 族维生素摄取不足，不仅会导致肥胖，还会因容易疲倦而引起腰酸背痛。

富含维生素 B_1 的食物：猪肉、猪肝、糯米、花生、脱脂奶粉、全麦面包等。

富含维生素 B_2 的食物：猪肉、动物肝脏、鳗鱼、蘑菇、蚌蛤、茄子、木耳、茼蒿、紫菜等。

常食糙米清胃肠

糙米属于粗粮，相比精米含有更多的膳食纤维，因此可以成为新妈妈的胃肠"清道夫"。每天都吃一顿糙米饭，可以慢慢改善便秘现象，有助于体内毒素的排出，更有助于保持身材的苗条和皮肤的干净透亮。

新妈妈如果觉得不太好吃，可以一半精米一半糙米地混着蒸煮。牙齿不好的新妈妈，还可选择糙米粥来食用。

产后瘦身多食苹果

苹果营养丰富，热量不高，而且是碱性食品，可增强体力，提高抗病能力。苹果果胶属于可溶性膳食纤维，不但能加快胆固醇代谢，有效降低胆固醇水平，还可加快脂肪代谢。所以，产后新妈妈瘦身应多吃苹果。

苹果要在上午吃，才能更好地清理肠道。

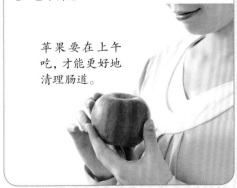

适当吃菠萝助消化

菠萝果实营养丰富，含有人体必需的维生素 C、β-胡萝卜素以及易为人体吸收的钙、铁、镁等矿物质。菠萝果汁、果皮及茎所含有的蛋白酶，能帮助蛋白质消化，并能分解鱼、肉等动物脂肪。月子期间经常吃肉的新妈妈和消化不良的新妈妈，都可以通过饭后吃菠萝来保持苗条的身材。

食竹荪可减少脂肪堆积

竹荪洁白、细嫩、爽口，味道鲜美，营养丰富，所含多糖以半乳糖、葡萄糖、甘露糖和木糖等异多糖为主，所含的多种矿物质中，重要的有锌、铁、铜、硒等。竹荪属于碱性食品，能降低体内胆固醇，减少腹壁脂肪的堆积。新妈妈吃了既能补充营养，又没有脂肪堆积的困扰。

吃魔芋速瘦身

魔芋的主要成分是葡甘聚糖，并含有多种人体不能合成的氨基酸及钙、锌、铜等矿物质，是一种低脂、低糖、低热、无胆固醇的优质膳食纤维。魔芋食后有饱腹感，可减少新妈妈摄入食物的数量和能量，消耗多余脂肪，有利于控制体重，达到自然减肥的效果。

早晨喝水，健康又瘦身

我们在夜晚睡觉的时候，身体在排泄、呼吸的过程中消耗了体内大量的水分。

在早上起床后，身体会处于生理性的缺水状态，所以早晨及时补充水分，对身体很有好处。

另外，早晨喝白开水可以帮助排便和排尿，将身体内的代谢物快速地清除出体内，而且还可以让皮肤变得更加光滑细腻。最重要的是，适量饮水还能促进乳汁的分泌，让新妈妈瘦身哺乳两不误。

除了温开水外，新妈妈也可以选择淡蜂蜜水、温的蔬果汁。

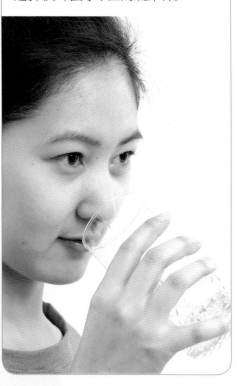

运动是
最好的减肥方式

新妈妈在产后适当运动，可以使气血畅通，对体力恢复和器官复位有很好的促进作用，还可以促进消化，消耗热量，帮助恢复体形和瘦身。

新妈妈运动前的准备

与医生沟通

新妈妈可以就产后运动事宜与医生提前沟通，看是否适合运动、适合做什么运动、什么时间适合做运动等，让医生帮助新妈妈制定一个产后运动计划。

饮食准备

空腹运动容易发生低血糖。所以，如果新妈妈选择在早晨运动，建议早起30分钟为自己准备可口的早餐。运动前应以含优质蛋白质的食物为主，能量充足可以帮助新妈妈在运动中消耗更多的脂肪。鸡蛋、脱脂牛奶、鱼、豆腐等都是蛋白质的优质来源。

衣着准备

最好穿纯棉的宽松衣裤，另外准备一条干毛巾，以备运动时擦汗。

哪些新妈妈不宜做产后体操

产后体虚发热者；血压持续升高者；有较严重心、肝、肺、肾疾病者；贫血及有其他产后并发症者；做剖宫产手术者；会阴严重撕裂者；产褥感染者。

产后运动的三宜三忌

宜与体力恢复同步，不要过于疲劳。

宜运动前做准备运动，运动后做放松运动。

宜听取医生的建议，进行适合自己的运动。

忌饭后马上做运动，应至少饭后1小时再做。

有些动作忌做，尤其是剖宫产和会阴侧切的新妈妈。

忌疼痛，新妈妈运动时若发现哪里有疼痛，必须马上停止，再找医生详细了解原因。

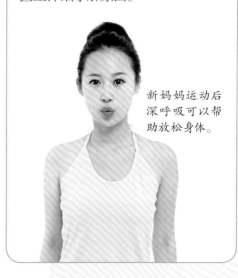

新妈妈运动后深呼吸可以帮助放松身体。

30岁以上的新妈妈更要重视产后瘦身

一般来说，女性在30岁以后就开始进入体重增加期，因此，年龄偏大的新妈妈更不能忽视产后瘦身。只要有足够的耐心和决心，掌握产后瘦身的黄金期和科学的瘦身方法，也能恢复到孕前的身材，甚至比之前的身材更好。

产后半年内的瘦身方案

到底怎样抓住产后半年的最佳减肥期呢？相信这是很多新妈妈的疑问，下面我们就给广大新妈妈介绍一下产后半年内的瘦身方案。

产后2个月循序渐进减重

产后2个月的新妈妈身体得到恢复后，即使母乳喂养也可以开始循序渐进地减重了。适当加大运动量，并采取适当减少饮食的量、提高食物的质来调整和改善饮食结构。

产后4个月可以加大减肥力度

非哺乳新妈妈在产后满4个月就可以像产前一样减肥了，不过对于仍然进行母乳喂养的新妈妈来说，还是要坚持产后2个月以后的减肥原则，即适量减少食量和适度增加运动。

产后6个月必须进行减重

无论是否哺乳，新妈妈在产后满6个月都应该进行减重了，否则脂肪一旦真正形成，以后减肥会非常难。新妈妈可采取有效的运动瘦身方式，比如游泳、产后瑜伽等。

边散步边瘦身

从产后第4周起，新妈妈可以在天气晴朗的时候，走出房间散散步，呼吸一下室外的新鲜空气。下面就教新妈妈两个边散步边瘦身的小妙招。

妙招一：边散步边收紧腹部

我们可以在走路、站立时都稍稍收紧腹部。不但腹部会趋于平坦，走姿站姿也会优雅许多。

妙招二：边散步边拍打小腹

边散步边拍打小腹可是减腹的好办法，这可以有效激活腹部脂肪，加速其分解和消耗。

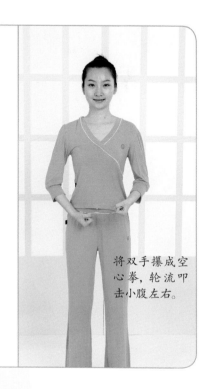

将双手攥成空心拳，轮流叩击小腹左右。

产后恢复操

产后适当的运动可以预防和减轻新妈妈因分娩造成的身体不适及器官功能失调，还可协助新妈妈恢复以往健美的体形。下面介绍一套产后健美瘦身操，新妈妈可根据自己的身体情况，逐渐增加运动量，以不疲劳为限，每天做 5~10 次。

胸式呼吸

❶ 身体放松，用比较舒服的姿势仰卧平躺在床上。膝盖弯曲，脚心向下。❷ 双手轻轻地放在胸口。❸ 慢慢地做深呼吸。随着胸部的起伏，吸气的时候双手自然离开，呼气的时候还原。每隔 2~3 小时做 5~6 次。

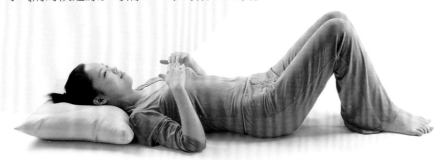

腹式呼吸

❶ 身体放松，仰卧平躺在床上。膝盖弯曲，脚心向下。❷ 双手轻轻地放在肚子上，做深呼吸。呼吸的时候，手很放松地放在肚子上，以肚子感觉到手的自然重量为宜。❸ 吸气让肚子鼓起来，屏住呼吸一会儿，再慢慢地呼气，使肚子瘪下去。每隔 2~3 小时做 5~6 次。

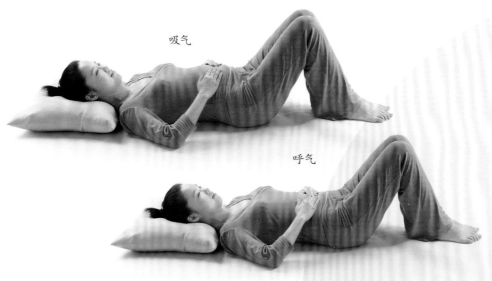

吸气

呼气

手指运动

❶ 伸直手臂, 握拳。❷ 把手张开, 五指尽量外张。每日做 10 次, 每次 20 下左右。

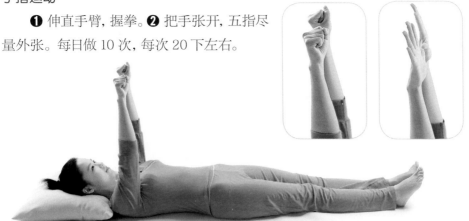

扭动骨盆运动

❶ 仰卧, 双膝弯曲, 脚心平放在床上, 手掌平放在两侧。❷ 双腿并拢向左侧倾斜, 呼吸 1 次, 再向右侧倾斜, 呼吸 1 次。每组左右各做 5 下, 每日早、晚各做 1 组。

左侧

右侧

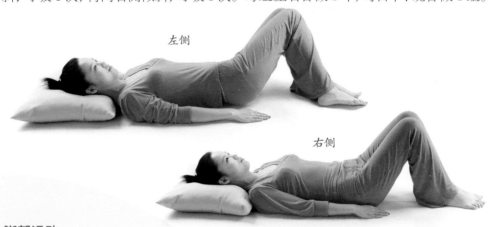

脚部运动

❶ 仰卧, 双腿并拢, 一只脚稍抬起, 轻轻地敲另一只脚 2~3 次。❷ 换脚, 再做 2~3 次。❸ 再绷紧脚部向前伸, 坚持 1~2 秒, 再慢慢地放松, 恢复原状。每组各做 5 下, 每日早、晚各做 1 组。

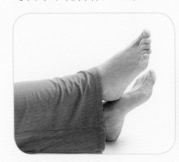
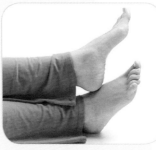
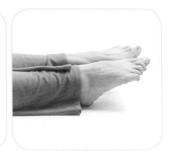

产后瑜伽

定期适度的瑜伽训练能够帮助新妈妈消除分娩产生的生理、心理压力，比如形体恢复、失眠、体内激素失衡引起的情绪变化和照顾新生儿所面临的挑战等。一般来说，产后42天新妈妈就可以适当做一些专门的产后瑜伽了，等到产后3个月，就可以进行一般的瘦身瑜伽了。

恢复体形

产后瑜伽可以改善血液循环，恢复皮肤张力及减少脂肪囤积，进而达到瘦身目标。

改善不良姿势

怀孕时，因为生理上的改变极易产生不良姿势，如身体重心前移、颈椎前凸、骨盆前倾等，而产后瑜伽可以帮助新妈妈恢复正确的姿势，让新妈妈身材更加挺拔。

重建腹部及骨盆肌肉张力

分娩后，腹部肌肉组织松弛，产后瑜伽训练可以加强恢复、强健腹部及骨盆肌肉，以增强骨盆内器官的支撑力量。

预防和缓解产后抑郁

适当做瑜伽，调整呼吸，让自己静下心来，可以帮助新妈妈远离产后抑郁的困扰。

不过，产后瑜伽的动作以自己能够承受为限度，没有绝对的标准，新妈妈练习时不应强求，最好事先征询医生的建议，请教专业瑜伽老师。

虎式瑜伽，翘臀又瘦腿

虎式瑜伽是产后新妈妈较适宜练习的一种瑜伽方式，不仅能使脊柱更灵活，缓解腰背部酸痛感，还能强壮脊柱神经和坐骨神经，减少髋部和大腿的脂肪，同时可以塑造臀部和背部线条。更重要的是，对新妈妈生殖器官的恢复极有益处，是产后新妈妈恢复身材的极好练习方式。

做虎式瑜伽时，动作不宜太快，吸气时，伸直的腿部切勿在身体后摆动，做动作的中途不可换气。如果新妈妈气息不足，可根据呼吸频率加快动作速度或者适当降低动作强度。有严重腰部、背部疾病的新妈妈最好不要做这套动作。

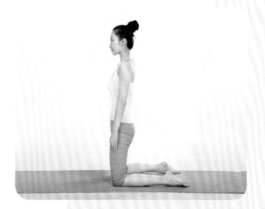

❶ 双膝跪地与肩同宽，小腿和脚背尽量贴在地面上，大腿与小腿成90°。

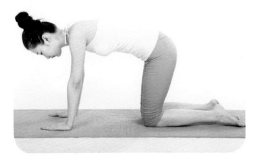

❷ 俯身向前，手掌着地，指尖向前，手臂垂直地面，脊椎与地面平行。

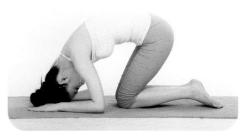

❸ 吸气，脊椎下沉，形成一条向下的弧线。

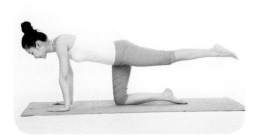

❹ 抬腿，在身体后侧笔直伸展，不可摆向侧面。

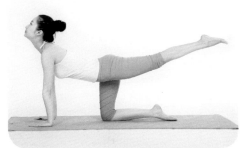

❺ 同时抬头，抬高下巴，伸展颈部。

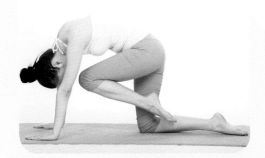

❻ 呼气，腿收回，膝盖向头部靠近，抬起脊椎成拱形。

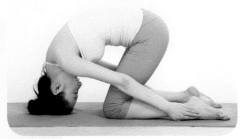

❼ 同时低头，收回下颌，膝盖尽量靠近下颌。

养生又保健的产后穴位减肥法

中医认为，人体有十二经络和 400 多个穴位，通过疏通人体经络，打通人体经脉，刺激人体相关穴位，可以将体内多余脂肪从脂肪库里游离出来，经分解、消耗，通过大小便、汗液排出体外，从而达到排除毒素、塑型瘦身的效果。新妈妈按摩相关穴位，既能轻松瘦身，又能养生保健。

神奇的瘦腰腹穴位按摩法

腰腹部是产后新妈妈脂肪堆积的重点部位，新妈妈试试下面这个瘦腰腹的穴位按摩法，坚持下去，你会发现腰腹竟然神奇地瘦了呢!

每天上午 9~11 点之间，分别按揉中脘、滑肉门、天枢、带脉、关元 5 个穴位，再配合按手部的合谷。因为这段时间是脾经气血最多、消化最旺盛的时候。也可以在晚上 9~11 点的时候按摩，这时气血流通和毒素及脂肪的代谢加速，按揉这几个穴位，效果也非常好。每个穴位按揉 3~5 分钟。

其中，中脘和关元是单个的穴位，天枢和合谷都是成对的穴位。

穴位按揉完毕以后，及时喝一杯白开水，并轻轻扭动腰身 10 分钟，加速脂肪的代谢。

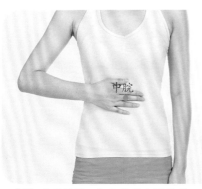

中脘:位于胸窝口与肚脐的中间位置。

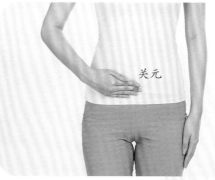

关元:肚脐正下方三寸，约四指并拢的宽度。

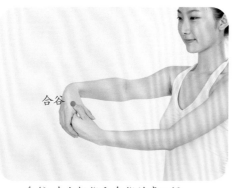

合谷:在大拇指和食指的虎口间。

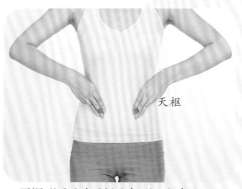

天枢:位于肚脐两侧两寸，约三指宽处。

旋揉肚脐周围

一手四指并拢，利用四指指腹稍微用力压，沿着肚脐周边朝一个方向旋转着左右各揉 5 分钟，可以让新妈妈的腹部暖暖的，加速身体代谢，同时也可以消耗腹部脂肪。

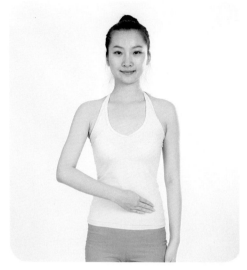

旋揉肚脐左侧

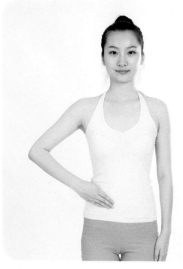

旋揉肚脐右侧

足三里穴位按摩减肥

足三里穴位于膝盖外侧下方四横指处，用指腹反复按揉此穴 50 次，可以调理脾胃、补中益气、疏风化湿、通经活络，调节机体免疫力、增强抗病能力，还能起到瘦臀、瘦大小腿的功效。

三阴交穴位按摩减肥

三阴交穴位于内脚踝向上三横指宽的位置。常揉此穴对肝、脾、肾有保健作用，还能消除腿部水肿，使腿部线条更匀称、美观。

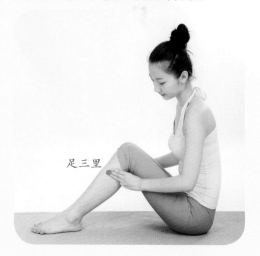

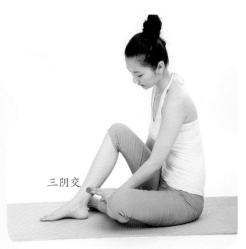

局部瘦身

瘦手臂

　　新妈妈分娩后，由于营养过剩，很少运动，导致产后体重增加很多，再加上长时间抱宝宝，容易使肩颈僵硬、胸部内缩，手臂粗壮不少。抓紧时间练习手臂减肥操和手臂伸展操，每天练习几分钟，坚持下去，你就会发现手腕不再那么酸痛了，粗粗的手臂竟然还变纤细了许多。

手臂减肥操

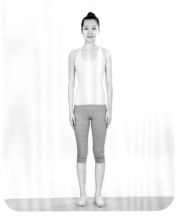

❶ 站立姿势，双脚分开半个肩宽，双臂放松，垂于体侧。

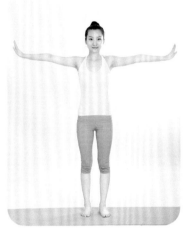

❷ 双臂向左右两侧水平抬起，双掌竖起，掌心向外。

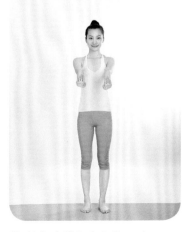

❸ 整条手臂往前画圆 30 次。

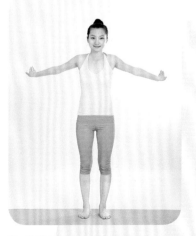

❹ 手臂还原，再往后画圆 30 次。

手臂伸展操

　　手臂伸展操能让手臂、颈肩、背部的肌肉得到舒展、放松，身体不再紧绷、肌肉不再僵硬，还能补充骨骼关节血液及养分，促进关节健康，保持关节软骨的正常活性，预防骨骼老化。新妈妈在每天喂奶、抱宝宝、换尿布、帮宝宝拍背打嗝之后，就可以练习一下。

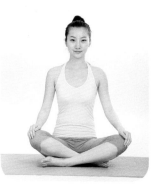

❶ 坐在地板上，肩膀放轻松，腰背挺直，眼睛直视前方。

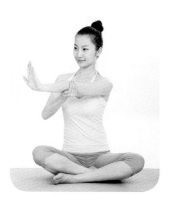

❷ 左手尽量往身体右前方伸展，右手轻压左手手肘位置，保持10秒。

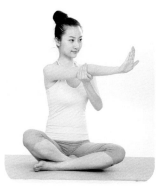

❸ 换另一侧做，左右各重复5次。

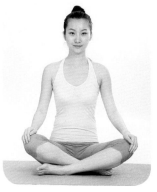

❹ 回到初始位置。

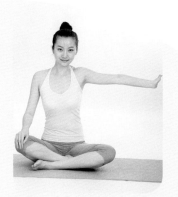

❺ 左手臂内侧朝上，左手手心朝外。

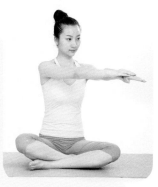

❻ 右手轻握着左手手指位置，并往身体方向轻拉，感觉整个手臂肌肉都被拉开。

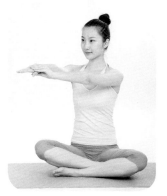

❼ 换右手臂进行。

瘦肚子

分娩后，新妈妈的腹部是最容易堆积脂肪的部位。其实，减腹部的赘肉并不是很难，新妈妈平时多运动，保持科学的饮食和睡眠，坚持一段时间，就会看到明显的效果。下面我们就给新妈妈介绍几种快速瘦腹的妙招，新妈妈可以根据自己的身体状况，有选择地练习一下。

腹式呼吸

腹式呼吸，就是吸气时腹部鼓起，呼气时腹部缩紧，就仿佛是腹部在吸进呼出空气似的。随时随地都使用这种呼吸法，坚持1个月，原来那气鼓鼓的小腹就会"消气"不少。

散步

新妈妈们吃完晚饭后别只坐着，饭后散步不仅能让你快速复原，对瘦身也非常有帮助。正确的散步方法应当是挺胸抬头，迈大步，每分钟大致走60~80米，每天步行半小时至1小时。强度因体质而异，一般以微微出汗为宜。只要坚持3周就可见到明显的瘦腹效果。

腹部按摩

肚脐是个神奇的地方，汇集了全身6条阴经，遍布其周围的穴位密密麻麻。洗完澡后在肚脐周围做画圈按摩，或者上下轻轻揉动肚皮，都有助于产后收腹。由于刚生完宝宝，按摩的力度要掌握好，不能太用力。坚持按摩，不但减腹效果明显，对健康也大有好处。

巧吃西红柿助瘦腹

西红柿，是"瘦腹"食品中当之无愧的冠军。它所富含的膳食纤维，可以吸附肠道内的多余脂肪，将油脂和毒素排出体外。西红柿中的番茄红素属于一种天然色素，是类胡萝卜素家族的一员，可以降低热量摄取，减少脂肪积累，并补充多种维生素，保持身体均衡营养。饭前吃一个西红柿，可以阻止脂肪被肠道吸收，让你再也没有小肚腩的烦恼。

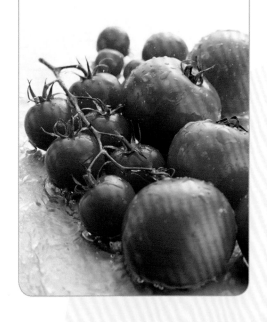

简易瘦腹操

    腹部是人体皮下脂肪贮藏量最大的地方,稍不注意就容易大腹便便,臃肿难看,这套居家简易骨盆操,通过轮流活动双脚,在改善骨盆前后移位状况的同时,能有效刺激腹直肌,收紧小腹,使小腹变得平坦、结实、性感。

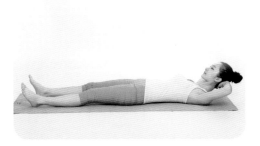

❶ 仰卧,双脚张开,与肩同宽,两手轻轻抱住后脑勺,将头自然抬起。

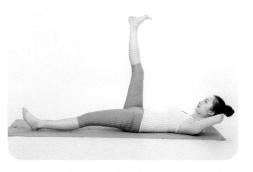

❷ 将一只脚慢慢抬高,脚踝弯曲,与腿部成90°角,脚尖朝外侧打开约45°。

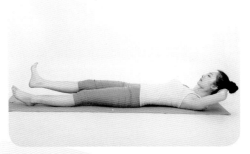

❸ 将抬高的那只脚慢慢放下,脚后跟与地面保持10厘米的距离。

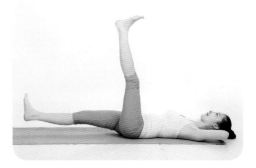

❹ 另一只脚慢慢抬起,保持10秒钟。

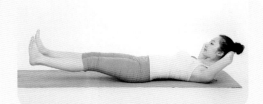

❺ 再缓慢放下,脚后跟也与地面保持10厘米的距离。

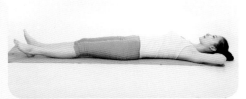

❻ 将抬起的头放落地面,两脚后跟慢慢回落地面,结束动作。

瘦腰

新妈妈月子期间，正处于身体最虚弱状态的恢复期，不建议专门进行瘦腰腹尝试。产后大约6周后，可以根据自身的情况酌情考虑瘦腰腹计划，产后6个月可以加大瘦腰腹力度，适度增加运动。下面的坐立扭腰式瑜伽，就是一个适合新妈妈的瘦腰运动，能够增强脊椎的灵活性，收细腰围。

坐立扭腰式瑜伽

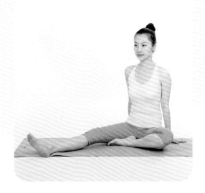

❶ 双腿向前伸直坐在地板或垫子上，弯曲左腿，左脚跟靠近会阴部位。

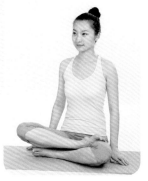

❷ 弯曲右腿，把右脚放在左大腿上。

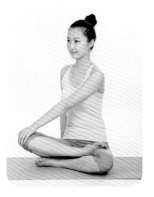

❸ 右手放在脊椎根部的地板上，左手放到右膝上。

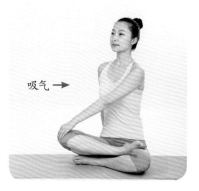

❹ 吸气，抬升胸骨。

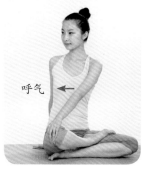

❺ 呼气，左手拉住右膝靠近身体，身体向右扭转，右肩向后运动，左肩尽量向前。

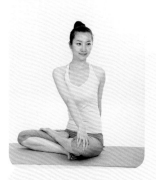

❻ 放松，并换侧进行。

瘦臀部

产后新妈妈可以选择瑜伽来塑造臀部的形状，下面这套动作对臀形的重塑有很大的帮助。可以紧缩臀部，令脂肪分布均匀，肌肉变得弹性富有张力，快速有效防止和缓解臀部下垂和松弛，令美臀变得圆翘。

瘦臀部操

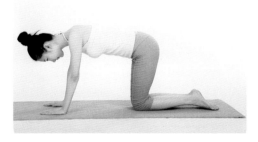

❶ 身体呈俯姿，双手分开一个肩宽，双膝并拢，用双手和双膝支撑地面，上半身与地面平行，头部朝下。

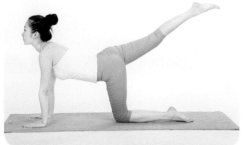

❷ 抬高右腿，绷直，同时抬头向前看，保持10秒。

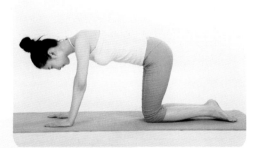

❸ 呼气，回到初始姿势。

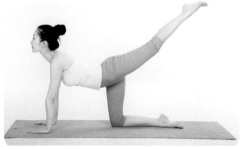

❹ 换另一侧腿做相同动作，左右各重复10次。

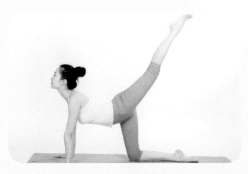

❺ 将左腿最大限度向后抬高，绷直，双臂不要弯曲，上半身与地面平行，保持这个姿势5秒。

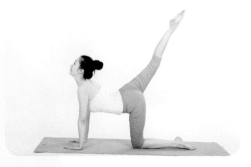

❻ 换腿重复这个动作，左右腿各重复5次。

瘦大腿

处于月子期的新妈妈由于长时间不运动，腿部的脂肪增加在所难免，尤其是大腿的脂肪，增长得分外明显，让新妈妈无所适从。其实，产后变粗壮的大腿完全可以通过饮食和简单的小动作及美腿操来变纤细，新妈妈赶紧跟着下面的方法试试吧。

吃对食物瘦大腿

下面这些食物既能帮新妈妈瘦大腿，又能调养身体、促进产后恢复，一举两得。

香蕉：含有丰富的钾，脂肪与钠却低得很，是最典型的瘦腿食物，还能防止新妈妈便秘。

苹果：含钙量比一般水果丰富得多，有助于代谢掉体内多余的盐分，"苹果酸"可代谢热量，防止下半身肥胖。

红小豆：其中的"石碱酸"成分可增加胃肠蠕动，促进排尿，消除心脏或肾脏疾病所引起的水肿，另有膳食纤维可帮助排泄体内盐分、脂肪等代谢物。

木瓜：木瓜里的蛋白分解酵素，可促进脂肪分解，让肉感的双腿变得有骨感。

芹菜：含有大量胶质性碳酸钙，容易被人体吸收，补充笔直双腿所需的钙质，又有充沛的钾可预防下半身水肿。

菠菜：可使血液循环更活络，将新鲜的养分和氧气送到双腿，恢复腿部元气，防止腿部肌肤干燥。菠菜还是新妈妈补血的佳品。

扶着椅子踢踢腿

侧身站在椅子后面，手扶稳椅背，然后身体往椅背一侧倾一下，抬起外侧的腿，绷直脚尖用力来回甩动，至少30下。然后另一条腿也按相同的方式甩30下。

这个动作除了拉伸腿部肌肉外，还会利用空气的阻力给全腿带来"按摩"的效果，越是用力，这种"按摩"的效果就越好。每天1组以上，坚持1个月，大腿、小腿甚至脚腕都会变得更加紧致，大腿上原本颤颤的肥肉"运动"的幅度也会小许多。

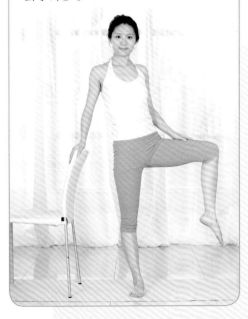

简单美腿操

　　下面这套美腿操简便易学,行之有效,既可影响腿部脂肪流向,减缓脂肪在腿部的堆积,改善下身胖、上身瘦的体型,又可把脂肪导向臀部,起到翘臀美臀之效。只要每天坚持锻炼3~5分钟,一双完美双腿指日可待,可能还会比孕前更加纤细、修长!

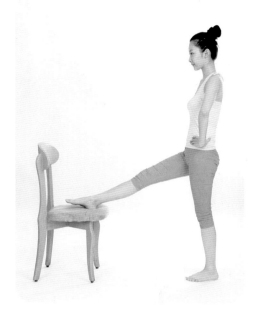

❶ 把右腿伸直搭在床上或椅子上,双手叉腰。

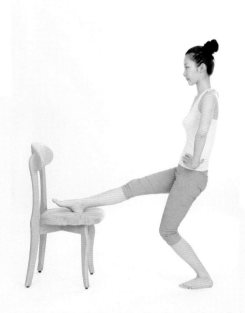

❷ 屈左膝,慢慢往下蹲身体,尽量往下蹲,这个动作可以循序渐进地进行。

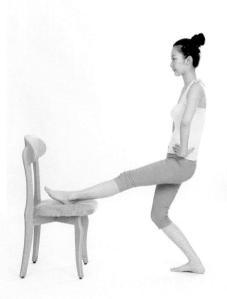

❸ 换左腿,做相同的动作。

瘦小腿

很多新妈妈产后腿部曲线变得难看，产后瘦腿成了新妈妈的主要任务之一。都说小腿最难瘦下来，主要原因是没有掌握正确的方法。下面就给新妈妈介绍几个小动作来瘦小腿，修正腿形。但是不管哪个动作，都最好在新妈妈身体恢复好、能承受的情况下再进行，千万不可操之过急。

温水泡小腿

产后如何瘦小腿，最简单的办法就是用温水泡小腿了。将温水注满木桶，以能完全没过小腿为准，然后加入精油和浴盐，再把整个小腿放入水中浸泡15分钟左右，同时轻揉按摩小腿，可帮助排毒，经常这样边泡边按，能有效消除小腿水肿，恢复纤细。

"拍"出纤细小腿

首先拍打小腿肚，让腿部肌肉软化。可坐在地上，将一条腿抬高，并在小腿肚上涂抹一些纤体膏，然后用手掌从各个方向拍打小腿上的肌肉3~5分钟。

这样可使小腿肚上的肌肉放松，并软化已经僵硬的腿部脂肪。长期坚持，可使小腿上僵硬的肌肉和脂肪慢慢变得松散，使腿部突出的肌肉瘦下来。

跪立式瑜伽燃烧小腿脂肪

跪立式瑜伽应该这样做：呼气，左腿向前迈出一步，左脚跟点地，双臂放于左小腿旁，手指尖点地。再吸气，头部向下压，换腿进行。初做跪立式瑜伽动作时，虽然膝盖和小腿会感觉到疼痛，身体不易保持平衡，但却能有效燃烧小腿内侧的脂肪。随着练习次数的增加，疼痛感会逐渐减轻至消失，平衡能力也会越来越强，小腿变得更加纤长。

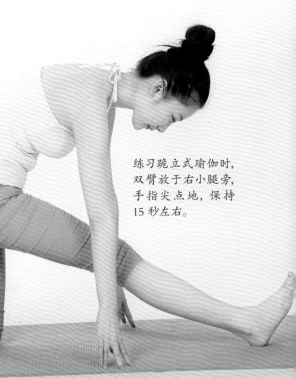

练习跪立式瑜伽时，双臂放于右小腿旁，手指尖点地，保持15秒左右。

拉伸小腿肌肉

这套动作能最大限度地拉伸小腿肌肉，不仅能瘦小腿，还能增强身体的柔韧性和平衡感。初做时新妈妈可能感觉有些困难，不要太勉强，能做到哪个程度就做到哪个程度。随着身体的恢复，动作会越来越标准，当然，瘦腿效果也会越来越明显。

三角旋转式瑜伽拉伸小腿肌肉

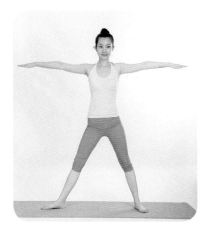

❶ 自然站立，两脚分开两个肩宽；深吸气，举手臂与地面平行，双膝伸直，右脚向右转90°，左脚转60°，保持15~20秒。

❷ 呼气，上体左转，弯曲躯干向下，右手放于两脚之间，保持15~20秒。

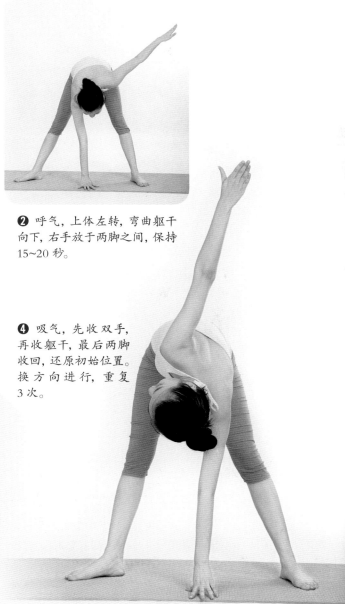

❹ 吸气，先收双手，再收躯干，最后两脚收回，还原初始位置。换方向进行，重复3次。

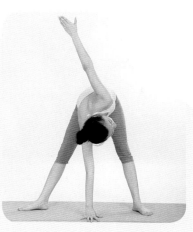

❸ 右手臂与左手臂呈一竖线，双眼看左手指尖，保持15~20秒。

胸部保养

胸部训练

　　分娩之后，新妈妈身体出现变化最大的可能就是胸部了。为了使胸部傲挺，要紧缩下巴以下已扩展的皮肤，恢复其弹性。避免洗太热的澡和桑拿浴，还要进行维持胸部弹性的训练。

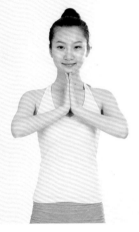

❶ 两手心相贴，两手肘朝上举，指尖在下巴的高度位置。

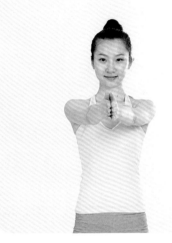

❷ 两手指尖互贴之下，伸张手肘。

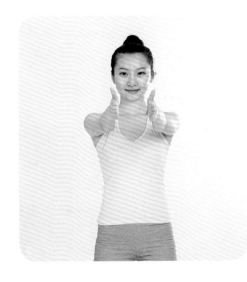

❸ 两手心相互用力拍打 15 次。

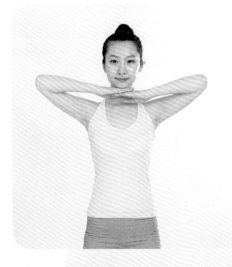

❹ 弯曲手肘，举到下巴的高度为止，手要伸直，手心朝下，深呼吸，交叉两手 20 次。

美胸瑜伽

这套瑜伽动作不仅能给胸部一个向上的牵引力,有效提升胸部,防止下垂,还能锻炼手臂和双腿肌肉,美化腿部、臂部线条。美胸瑜伽可每天做 2 次,每次三四分钟。整个动作中都要保持背部挺直,才能取得最佳的练习效果。

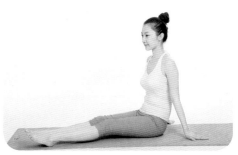

❶ 坐姿,双腿向前伸直,腰背保持挺直,双手放在臀部两侧的地面上,头部放松,保持微笑。

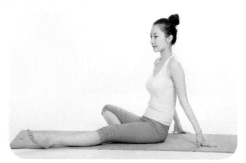

❷ 弯曲右腿,将右脚放在左大腿根部,保持 10 秒。

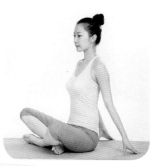

❸ 弯曲左腿,将左脚放在右大腿根部,保持 10 秒。

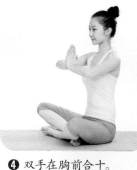

❹ 双手在胸前合十。

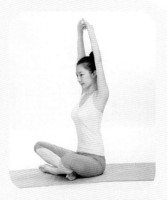

❺ 吸气,十指相交,双臂高举过头顶,掌心向上,双臂不要弯曲,上半身保持挺直,保持 15 秒。

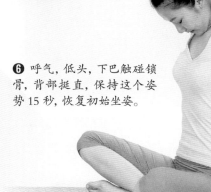

❻ 呼气,低头,下巴触碰锁骨,背部挺直,保持这个姿势 15 秒,恢复初始坐姿。

皮肤保养

大多数女性在分娩后，肌肤会显得干燥、松弛，整个人看起来都没有生机和活力，这就需要新妈妈重视皮肤的保养和护理。不过，新妈妈最好根据自己皮肤的类型，选择适合自己的护肤方式。

中性皮肤的护理

中性皮肤是理想皮肤，表现为不油腻、不干燥、皮肤富有弹性、看不到毛孔、肤色红润有光泽、不容易老化、对外界刺激不敏感、没有皮肤瑕疵。

中性皮肤的保养重点就是要随着季节的变化来选择适当的护肤品。夏季一般选用乳液型护肤品，以保证皮肤的清爽；秋冬季可以选用油性稍大的护肤霜或护肤膏，防止皮肤干燥。

中性皮肤的新妈妈饮食要注意补充皮肤所必需的维生素和蛋白质，适当多吃水果、蔬菜、牛奶、豆制品等。

油性皮肤的护理

油性肤质的新妈妈大多油脂分泌旺盛，额头、鼻翼有油光，毛孔粗大，触摸有黑头，皮质厚硬不光滑，外观暗黄，一受紫外线照射，极易出现痤疮、粉刺等。

油性皮肤的保养重点就是保持皮肤的清洁，调节油脂分泌。新妈妈可以选择洁净力强的洗面乳，不仅能清除油脂，还能调整肌肤酸碱值。洗脸后，可用收敛性化妆水，以抑制油脂的分泌。晚上洁面后，可适当地进行脸部按摩，以改善皮肤的血液循环，调整皮肤的生理功能。

产后正确洗脸

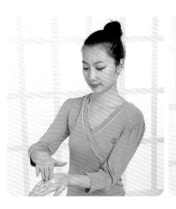 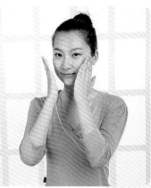 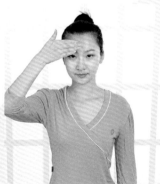

❶ 将洗面乳放掌心搓揉起泡。　❷ 仔细清洗脸部。　❸ 重点清洁额头和T字部位。

干性皮肤的护理

干性皮肤最明显的特征是：皮脂分泌少，皮肤干燥、白皙、缺少光泽，毛孔细小而不明显，并容易产生细小皱纹，毛细血管表浅，易破裂，对外界刺激比较敏感，皮肤易生红斑。

干性皮肤保养重点是保证皮肤得到充足的水分。在选择清洁护肤品时，可选用对皮肤刺激小的含有甘油的香皂，或只用清水洗脸。彻底清洁面部后，立刻使用保湿性化妆水或乳液来补充皮肤的水分。

干性皮肤的新妈妈在饮食中要注意选择一些脂肪、维生素含量高的食物，如鱼类，牛奶、鸡蛋、猪肝、香菇、南瓜及新鲜水果等。在秋冬干燥的季节，要格外注意补充水分。

脸部按摩促使肌肤复原

新妈妈适当做些脸部按摩，不但可以促进血液循环，也有促使脸部肌肤新陈代谢的作用，使肌肤早日回到以前的紧致和美丽。

首先将脸部按摩霜摊平在整个手心上，然后把按摩霜涂抹在脸部，从中心朝向外侧进行按摩，然后再轻轻冲洗干净。

不要过早进行美白祛斑护理

妊娠斑，包括黄褐斑、蝴蝶斑或色素沉着等，是新妈妈最想清除的皮肤问题。其实，产后祛斑美白不宜过早进行，这是因为随着产后身体的恢复，大部分妊娠斑都能慢慢淡下去。

不过，对于需要使用祛斑美白产品的新妈妈，最好选用原料天然、成分简单的美白祛斑产品。有的美白祛斑产品添加了铅、汞等重金属成分，会进入乳汁危害宝宝的健康。所以这类美白祛斑产品哺乳期妈妈应该避免使用，不确定成分的美白产品最好也不用。

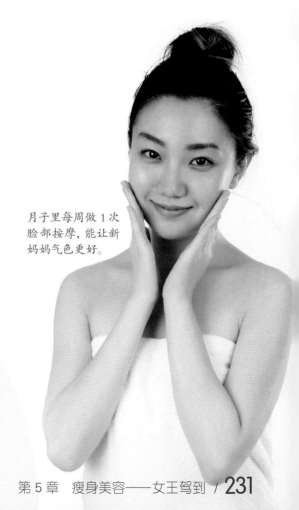

月子里每周做 1 次脸部按摩，能让新妈妈气色更好。

头发保养

产后，由于体内激素的变化，新妈妈大多会掉头发，或是头发分叉。为了预防这些恼人的变化，新妈妈要勤于保养头发，让心情跟头发一样，清清爽爽！

适度清洗头发

采用正确的方法洗头，不但不会破坏发质，还可以及时清除油脂和污垢，防止头发干燥、分叉、断发、脱落，有效控制头皮屑的产生，保持头发整洁干净，令秀发更健康亮泽。

不过，和皮肤一样，头发也分油性、中性、干性，所以，新妈妈要选择适合自己的洗发水。如果新妈妈要使用护发素，最好涂抹在头发的中部或尾部，而不要直接涂抹在头皮上。另外，最好不要用吹风机过度地吹头皮和头发。

哺乳新妈妈不要染发、烫发

哺乳期的妈妈不适合烫发、染发，这是因为烫、染发药液里的各种化学成分可能经头皮吸收后进入体内，再通过母乳对宝宝造成影响。虽然影响的大小目前还没有大规模的调查结论，但是为了保险起见，还是不要在哺乳期内烫发、染发。

此外，再好的烫发剂都难免会对宝宝娇嫩的呼吸道和皮肤造成损害。如果因此导致宝宝提早接触了过敏原，造成过敏体质就真是得不偿失了。

多补充蛋白质滋养头发

头发最重要的营养来源就是蛋白质。所以，新妈妈在饮食方面要多加注意，除均衡摄取各种营养外，还应该多补充一些富含蛋白质的食物，如牛奶、鸡蛋、鱼、瘦肉、核桃、葵花子、黑芝麻、紫米等。

月子里每天吃1匙黑芝麻，能预防产后脱发。

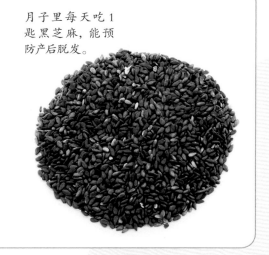

心情舒畅防脱发

产后脱发是很多新妈妈都会遭遇的问题，除了分娩后体内激素变化的原因外，心情也是一个重要原因。

新妈妈在产前产后容易精神紧张，照顾宝宝时又容易过度疲劳，还会担心宝宝出现各种各样的问题，心情不能放松，始终处于高压状态，导致自主神经功能紊乱，头皮血液供应不畅，从而使头发营养不良，造成脱发。

新妈妈应保持心情舒畅、放松，不焦虑、不担心，这样不仅对头发有益，还能让新妈妈容光焕发，年轻靓丽。

可用牛角梳梳头

新妈妈梳头时宜选择合适的梳子，最好使用牛角梳。牛角梳坚固不易变形，梳齿排列均匀、整齐，间隔宽窄合适，不疏不密；梳齿的尖端比较钝圆，梳头时不会损伤头皮而引起头皮不适。不宜选用塑料及金属制品的梳子，这类梳子易引起静电，不易梳理且容易使头发干枯、断裂。

新妈妈梳头应每天早晚进行，乱了随时梳理，不要等到头发很乱，甚至打结了才梳，这样容易造成头发和头皮损伤。新妈妈梳头的时候千万不可用力，要顺着头皮一下一下地轻轻梳理，这样不仅可以清洁头发，还能起到按摩头皮的作用。

用指腹按摩头皮

新妈妈在洗头发的时候，要避免用力抓扯头发，应用指腹轻轻地按摩头皮，以促进头发的生长以及脑部的血液循环。也可由家人给新妈妈做头皮按摩，方法是家人用双手从新妈妈眼眉上方的发际线处开始向头后沿直线按摩，直到后发际处。可促进头皮血液循环，保证新妈妈头发乌黑、秀丽。

每天用指腹按摩头皮5分钟，能预防产后脱发。

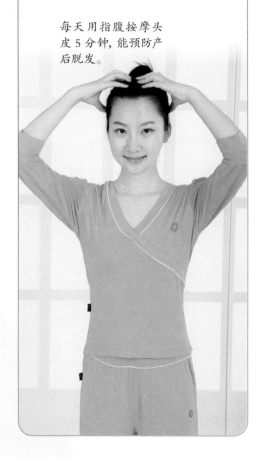

附录

妈妈开心一刻

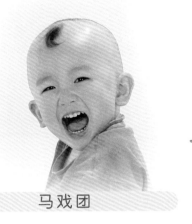

童言无忌：笑一笑

黑母鸡聪明

贝蒂："黑母鸡比白母鸡聪明些，是吗？"

丽提："你怎么知道？"

贝蒂："黑母鸡能生白蛋，可是白母鸡却生不出黑蛋。"

雨伞几岁

"孩子，你几岁了？"一个好奇的老人问明明。

"4 岁了。"明明自豪地答道。

老人笑了笑说："可你还没我手里的雨伞高呢！"

"那您的雨伞几岁了？"明明盯着雨伞，不服气地问。

你猜猜

有一天，我看到一对龙凤胎超级可爱，可是分不出大小，于是就问："你们谁大谁小啊？"

小女孩神神秘秘地说："你猜猜，我们谁是哥哥谁是妹妹！"

马戏团

孩子："爸爸，我来演马戏团里的大狗熊吧。"

爸爸："那我干什么呢？"

孩子："您演那个陪狗熊玩的叔叔，不断地把好吃的塞到我的嘴里。"

视频聊天

妈妈爱在 QQ 上视频聊天，又说又笑，5 岁的小女儿很好奇，也嚷着要上网聊天。妈妈告诉她小孩子玩电脑对眼睛不好，不能玩，叫她玩玩具去。

过了一会儿，妈妈发现小女儿一个人坐在梳妆台前对着镜子又说又笑，惊问："宝贝，你在干什么？"小女儿头也不回地说："别吵，我正在视频聊天呢！"

你为什么吃掉他

一个小女孩儿在公园里玩耍，看见一个挺着大肚子的孕妇，便走过去指着孕妇的肚子问道："里面是什么？""是我的小宝宝。"孕妇答道。

"你爱你的小宝宝吗？"小女孩儿又问。"当然了。"

"那你为什么要吃掉他？"小女孩儿大声责怪道。

孩子的奇思妙想

问: 为什么小孩子是从妈妈肚子里生出来, 不是从爸爸肚子里生出来?

答: 1.男的生男孩子, 女的生女孩子。

2.爸爸的肚子里都是啤酒, 生出来的孩子都是醉的。

3.爸爸没有产假, 妈妈有产假。

4.爸爸是男的, 如果生孩子就会难产的。

问: 小朋友的脸是干什么用的?

答: 1.我的脸可以用来洗脸。

2.没有脸的话, 舌头、牙齿、鼻子、眼睛和嘴巴都要露在外面了。

3.我的脸是给爷爷奶奶捏的。

问: 谁记得自己刚出生时什么样子?

答: 1.头很小, 像一个乒乓球。

2.小时候是光头, 头发还没长出来。

3.很小的, 像个热水瓶一样。

4.我生出来的时候就爬呀爬的。

问: 头发有什么用处?

答: 1.冬天不会被雪砸破头。

2.给理发师一点事做。

脑筋急转弯

第一题:老马带着一家人坐火车回家乡。车上遇到一个人, 不停地问这问那, 最后问起了老马一家人的年龄。老马有心要为难他一下, 就说:"我孙子的年龄是我孙女年龄的 5 倍, 我儿子的岁数是我孙子岁数的 5 倍, 我的年龄是我儿子年龄的 2 倍。把我们几个人的年龄加在一起, 正好是我母亲的年龄, 今天她正要庆祝 81 岁的生日。"你知道老马的儿子、孙子、孙女以及他自己到底多大吗?

第二题:一个人岁数的个位和十位换一下就是他儿子的岁数, 如果他比他儿子大 27 岁, 那么父子俩现在分别多大岁数?

第三题:1个人花 8 块钱买了一只鸡, 9 块钱卖掉了, 然后他觉得不划算, 花 10 块钱又买回来了,11 块钱卖给另外一个人。问他赚了多少钱?

答案

第一题: 儿子 25 岁, 孙子 5 岁, 孙女 1 岁, 老马 50 岁。

第二题: 父亲 41 岁, 儿子 14 岁。

第三题: 2 块钱。

宝宝摄影常用技巧

新生儿摄影技巧

1 背景越简单越好。尽量选择纯色的毯子或毛巾作为背景，营造干净、简洁的场景，突出婴儿的娇嫩可爱。

2 衣服穿得越少越好，甚至是不穿，或者直接用一块布或毛巾包裹起来。这就要求对当时环境温度考虑周全，要让新生儿感觉到温暖舒适。

3 新生儿摆姿很重要。这对于新手父母来说是件困难的事，面对着一个软乎乎的婴儿，会感觉无从下手。而对有经验的摄影师来说，他们可以在婴儿熟睡之后，将婴儿摆出需要的姿势。实际上，出生15天内的新生儿，身体是非常柔软的，他们也会享受蜷曲在一起、仿佛还在妈妈体内的那种状态。一定要记住，无论怎样，要让照片里的新生儿看起来很舒服。

4 不可忽视的爸爸妈妈。面对这个刚刚到来的小生命，没有谁会比爸爸妈妈心情更激动了。无论他们从哪个角度看新生儿，你都会发现他们眼里满满的爱意。当然，自己给新生儿拍摄的妈妈，可以预想拍摄的场景，然后利用三脚架帮助完成。

5 不可错过的小手小脚。不用解释，现在不及时抓拍到，之后也不可能再有机会了。

光圈 f 1.4 | 快门 1/250 s | ISO 100

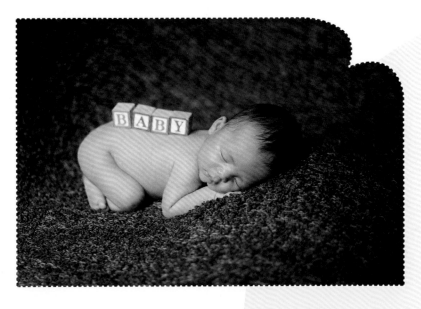

我们需要做的工作：

1. 为他准备浅色的衣服，换上一套颜色统一的床上用品，暂时移开那些五颜六色的杂物，颜色越少越好。

2. 让宝宝吃饱喝好睡足，想要拍出好照片，精神状态很重要！

3. 建立和宝宝之间互动有爱的良好关系（当然自己妈妈拍摄就完全不存在这个问题，他任何时候看见你，眼睛里都会是满满爱意）。

4. 对焦点放在宝宝眼睛上，用大光圈拍摄。

5. 尽可能蹲下保持相机和宝贝头部同一高度，也可以尝试使用多个角度构图，俯视、平视、仰视。

6. 抓住细节。

《因为宝宝 爱上摄影》

光圈 f 1.8 ┃ 快门 1/125 s ┃ ISO 200

【幸福的模样】一切尽在不言中。

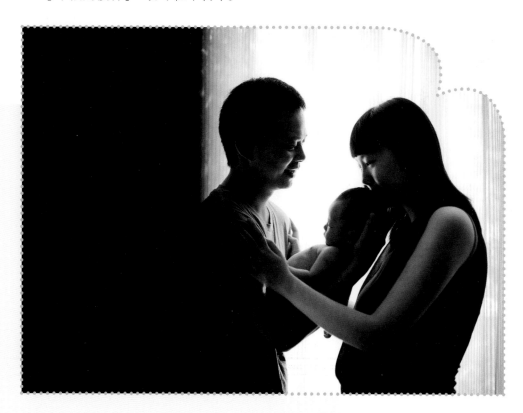

1岁宝宝摄影技巧

拍摄美美的纪实片，准备工作很简单，只是在原本生活的基础上，把背景、服装、道具的因素考虑进去。干净整洁的房间，色彩不过于花乱的衣服，美美的生活，我想是每个人都喜欢的，它高于摄影而存在。

宝宝不满1岁的时候，是非常非常好的摄影机会！

首先，他还不会走，不会迅速地离开你的镜头。

其次，他如此自然，你完全不用指导他该做怎样的造型。

最重要的是，你可以拍好多好多的内容：他在笑、他在哭、他在爬、他坐好了、他躺下了、他的正面、他的背面、他的小动作，他……

这难道不是一个绝佳的练习对象么？

❶ 光圈 f 1.8 ┃ 快门 1/200 s ┃ ISO 200

❷ 光圈 f 1.8 ┃ 快门 1/320 s ┃ ISO 200

❸ 光圈 f 1.8 ┃ 快门 1/320 s ┃ ISO 200

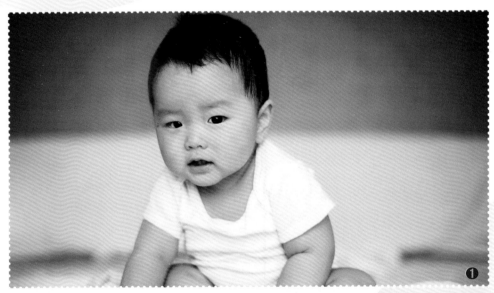

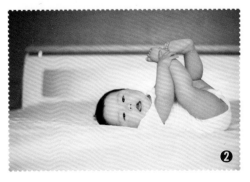

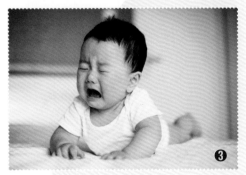

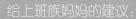
给上班族妈妈的建议:

我们常常觉得，在外工作奔波了一天，回家还要拿着相机拍照，实在是件很辛苦的事。

但是，一开始，你把要求定为一天只是咔嚓快门一下，也就真的没有那么难了。当然不可能咔嚓一下，就一定能拍到精彩完美的画面，但我只要一想到若干年后，可可回头看这些照片时，重要的已经不是光线、构图，而是当时当刻那些琐碎、零散的真实瞬间，我相信那是她一定想看到的。

《因为宝宝 爱上摄影》

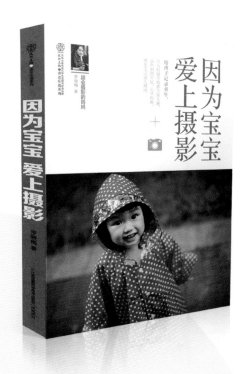

一个超会摄影的妈妈,32 个月的拍摄经验，从女儿出生那一刻开始,忠实记录了孩子的童年。从年初到年尾，从早上到晚上,600 多张照片,用爱诠释摄影的观察与记录。

《因为宝宝 爱上摄影》

定价: 58.00 元

图书在版编目（CIP）数据

坐月子调体质 / 李红萍 , 谢英彪主编 . -- 南京 : 江苏凤凰科学技术出版社 , 2015.8
（汉竹・亲亲乐读系列）
ISBN 978-7-5537-4697-5

Ⅰ . ①坐⋯ Ⅱ . ①李⋯ ②谢⋯ Ⅲ . ①产褥期－妇幼保健－基本知识
Ⅳ . ① R714.6

中国版本图书馆 CIP 数据核字（2015）第 128620 号

凤凰汉竹

中国健康生活图书实力品牌

坐月子调体质

主　　　编	李红萍　谢英彪	
编　　著	汉　竹	
责 任 编 辑	刘玉锋　张晓凤	
特 邀 编 辑	钱婷婷	
责 任 校 对	郝慧华	
责 任 监 制	曹叶平　方　晨	

出 版 发 行	凤凰出版传媒股份有限公司
	江苏凤凰科学技术出版社
出版社地址	南京市湖南路 1 号 A 楼，邮编：210009
出版社网址	http://www.pspress.cn
经　　销	凤凰出版传媒股份有限公司
印　　刷	南京新世纪联盟印务有限公司

开　　本	720mm×1000mm　1/16
印　　张	15
字　　数	100 千字
版　　次	2015 年 8 月第 1 版
印　　次	2015 年 8 月第 1 次印刷

标 准 书 号	ISBN 978-7-5537-4697-5
定　　价	39.80 元（附赠网络下载视频"婴幼儿抚触＋产后瘦身操"）

图书如有印装质量问题，可向我社出版科调换。